一本書讀懂中醫養生

【一本男女老少都能適用的經典養生學】

起居、四時、調神、養性、飲食、氣血、形體、
臟腑、情志、導引、方藥、房事、生育、勞逸、出遊、養老

【全面】

一本書就彙集了古代眾多文獻典籍中的養生精華。

【知性】

內容豐富，包括了種類繁多、功效各異的養生延年之術。

【易懂】

白話語錄體例進行翻譯，
詳細闡釋古代傳統養生精髓。

養生不崇尚怪端異說——（明）高濂《遵生八牋》
養生以不傷為本——（晉）葛洪《抱朴子・極言》
養生隨年齡而異——（清）張鍔《養生須知》
盡其在我，聽其在天——（清）曾國藩《與子紀澤書》
喜樂憂悲各有時——（西漢）董仲舒《春秋繁露》
順時養陰陽——（唐）孫思邈《備急千金要方・道林養性》
勿逆四時之氣——《黃帝內經・素問・四氣調神大論》

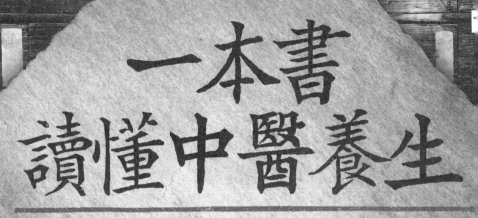

前言

養生是中醫特有的概念，是以延緩衰老、維持健康為目的，以自我調攝為主要手段的各種綜合性保健措施。數千年來，人們在與疾病抗爭的實踐中，創造和發明了種類繁多、功效各異的養生延年之術，形成了一整套較為完整的養生方法。

本書彙集了古代眾多文獻典籍中的養生精華，從起居、四時、調神、養性、飲食、氣血等諸多方面入手，充分展現中醫養生所主張的以預防為主，主動調整自我，避免外邪入侵的養生思想與方法，同時又為您簡要地介紹了一些常見疾病的養生保健方法。

本書全面闡述了古代中醫的養生觀念及行之有效的養生要訣，是一部非常難得的中醫經典養生讀物，為生活在現代生活中的人們提供了最為簡單、實用、健康的養生指導。在編譯過程中，編者對繁雜的古老醫典進行整理，汲取精華，摒棄糟粕，力求全面展現中醫深厚的養生文化理念，與您分享歷代名家的養生心得。編譯者把傳統經典與當今時尚相融合，以代代相傳的養生絕學大全，讓您從亞健康中進行自我保健，從而維持生命的最佳狀態。

中國古代養生之道，內容浩繁，許多論述散見於各種古籍文獻，為方便讀者閱讀，本書不引用深奧難懂的原古文，而是用白話語錄體例進行翻譯闡述，力求精準，並從科學性、可讀性、生活化的視角，為您詳細闡釋古代傳統養生精髓，讓您瞭解中華養生的大智慧，輕鬆地掌握受益無窮的養生之術。

健康是金，長壽是福，中醫養生的具體方法滲透於生活中的點點滴滴，關係到衣食住行的方方面面。長生不老自然是不可能的事情，但用中醫養生促進健康，對每個人來說卻是觸手可及，而要用養生達到健康的目的，就必須遵循一定的養生原則。

希望這本代代相傳的經典養生學精粹，讓您領悟到更實用的養生方略，維持健康，遠離疾病！

目錄

第一：總要

長壽在於人為

能否長壽，完全在於個人的保養。仔細看看袁了凡的〈立命篇〉，便很清楚。現在人們總以為古人身體先天強盛，所以長壽者多，殊不知現在也有很多人是長壽的，只因大家各居一方，無法一一知道而已。

其他地方的人不說，就我親眼見到的人中，李應麟活到一一四歲，徐正芳、胡若顯年齡也都在百歲以上，其餘活到八九十歲的人很多，不勝枚舉。

由此可知，人要長壽也並不難，但能否長壽，全在於個人保養，並非完全取決於先天身體素質。即便是天生強壯之人，如果讓他任意糟蹋身體，那麼他也不能長壽。

一般而言，尋求長壽的方法大致有兩點：一是內心仁慈寬厚，一是生活起居注意保養。這兩點就像一陰一陽，一表一裏，相輔相成，缺一不可。

（清）石成金《傳家寶》

強弱壽夭，人也

有懷疑的人問：「人最初沒有什麼兩樣，同受陰陽之氣，抱持形體與精神意識為一體，靠飲食與呼吸維持生命的活力。但後來有愚也有智，有強也有弱，有長壽的也有短命的。這是人的原因，還是天的原因呢？」

解釋的人說：「人的形體與智力在於天，而人的體質強弱與壽命則在於人。天道在於自然，男女交合在於自身的控制。胚胎時期得到充足的營養，生下來乳汁充足，生長發育時期飲食富有營養，壯年時節制聲色，就會健康而長壽。如果胎兒時期營養不良，生下來乳汁不足，生長發育過程中營養不足，壯年時縱欲於聲色，則身體虛弱而短命。如果從懷胎到生長過程中一直有充足的營養，再加上引導養生之術的修練，壽命將不可估量。」

《道機》上說：「人的壽命有長有短，並非生下來就命中註定的，而是由於對身體的保養不謹慎造成的。平時飲食過飽或過飢，過度地放縱嗜好與欲望，違背陰陽變化的規律，精神上不能安靜純一，以致精氣耗盡，誘發各種疾病，所以難以長壽。」

（南朝梁）陶弘景《養性延命錄》

》攝生之道，無逮於此

身體以安順平和為根本，安順平和則有賴於保養。根本既然穩固，疾病怎麼會產生，夭折又怎麼會出現呢？養生之道，沒有超過這個原則的。

草木沒有知覺，尚且需要依靠灌溉。何況人為萬物的精靈，豈不有賴於保養的呢？然而保養的方法數以萬計，簡而言之，其根本的方法有三個：一養神，二守氣，三防病。

忘掉情欲，戒除思慮，恬靜無為，清淨虛無，內外無所依戀。這樣的話，則神不耗於內，心情不為外界迷惑，天真而無雜念，神自然安寧。這是養神。
使元氣聚於中丹田，穩固回歸天真的精氣，三焦安定，耳、眼、鼻三對感官若無，感覺既已全無，浩然之氣順和，則氣自然安寧。這是固守真氣。
飲食適宜，溫涼適度，外出時注意免遭八方病邪侵害，睡眠起床順其自然，不能勉強，則身體自然平安無病。這是防病。

（明）潘楫《醫燈續焰・尊生十二鑑》

養生不崇尚怪端異說

養生之道雖然非常玄妙深奧，但並不崇尚怪端異說。儒、釋、道三教，都是教導人們修身正心，立身行己，從而做到無所欠缺。

人是秉承了陰陽交媾的靈氣才得以形成四肢百骸。富貴之人不懂得養的道理，不在乎食物養身之法；貧窮之人又迫切需要找到生存之道，又怎能體會到保養身體的道理？他們都認為道家的養生術是虛無難求的，把禪宗的養生學說視為怪誕不經。

人們大都縱身於七情六欲，為喜怒哀樂所主宰。時間久了，身體就會枯瘦，頭髮就會萎落，病痛便會隨之而起，到了此時才開始尋找藥物藉以恢復精氣、調理命脈，實在是可悲和愚蠢呀！只有懂得養身之術的人，才可以延年益壽。

（明）高濂《遵生八牋》

》道不在煩

彭祖說：「養生之道不在於方法多，只要能不為衣食而費心思，不使聲色擾亂心神，不存有爭強好勝之心，不患得患失，不考慮自身的榮辱，心神安靜，形體不過度勞累，常做引導、吐納，便可延年益壽。」

（南朝梁）陶弘景《養性延命錄》

》古人養生法

世人若與人不合，辦事不成，就怨天尤人，常受仇怒、嫉恨的困擾，無一刻能享受太平，這哪裡能安身保命、順應時事呢？心地誠實則面色溫和，氣息平和則言詞委婉，也一定能夠感動別人。

若別人不瞭解自己，不必急切地要求他人瞭解自己；別人與自己不合，不必急切地要求他能與自己相合。察覺別人要奸使詐，不必說出來，這才有無限餘味。

佛說：「苦樂逆順，自有其中的道理。」富貴的人按富貴的方式行事，貧賤的人按貧賤的方式行事，在患難中按患難的方式行事，在不同民族中按該民族的風俗行事，入鄉隨俗，隨遇而安，這就是聖賢。何必要與苦樂逆順相違背呢？

苦樂逆順原本就在身外，以這樣的態度來加以對待，是較為恰當的。世人之所以達不到道的境界，就是由於有各種浮想的糾纏束縛，而得不到解脫。

如能具有天生慧眼，看破紅塵世故，那麼虛名薄利就會被看成累贅。古代的人之所以能適應適合自己的環境，而不能適應眾人都能適應的環境，這是因為對自己十分尊重。

人生於世間，要見識高遠；若能見識高遠，就不會被眼前浮淺的事所迷惑。白天觀察世事的盛衰，夜間觀察氣運的消長。根據世事的盛衰，使自己的出入與它適應；根據氣運的消長，使自己的進退與它相隨，這樣便會有禍可以避免，有災害可禳避。

不然，整日昏糊地奔忙，哪有不被時勢所害的道理？應時刻保持清醒。眼睛稍未看清楚，腳下稍有偏失，心中稍有點迷惑，就會落入陷阱中，哪裡能出得來呢？如果身陷其中，再後悔以前做錯的事已經晚了。因此，君子貴在洞察細微。

受尊敬的人，品德優良，大家也都喜歡，並且畢恭畢敬地集聚在他周圍。不受尊敬的人，懶惰、放縱、孤僻會隨之而至，而德性也就愈加敗壞。

長期持久地受人尊敬，是因為人誠懇。所以，不誠實的人，應由逐漸尊敬別人入手。尊敬可以存心，內心會覺得湛然澄明，自然就不會有雜念了。況且莊重的行為也是保養自己身體、內心和元氣的一大工夫。

衣服上的汙垢不洗，東西缺損不修補，面對別人時自己會有慚色；行為上的汙垢不清除，道德缺乏而不加以修養，對天豈能沒有愧心？君子面對蒼天有敬畏的感覺，但聞雷聲卻不心驚；走平地小心翼翼，經風雨歷波浪卻不懼怕。

破損的指甲會傷害肌膚，損壞的梳子會損傷頭髮，形色也會因此發生變化。貪婪地聚集珍寶會掩埋掉自己的身體，獵取女色會損害自己的筋骨，卻自認為心安理得。

倚恃富裕終會變得貧窮，倚恃高貴終會變得下賤，倚仗強勢終會變得軟弱，倚恃機巧終會變得拙笨。倚恃仁義道德，則不會貧窮，不會變得下賤，不會變得軟弱，不會變得拙笨。

化解壞事於未明之前，稱為「神」；終止壞事於未發作之前，稱為「明」；禁止壞事於發作之初，稱為「察」；事情已亂才加以制止的，稱為「瞽」。所以，對諸多事物，不可不注意前三條。

治家必須正確處理好長幼之間的關係，做到男女內外有別，以尊敬祖先長輩，使族人之間和睦相處為先務；其次是鼓勵勤學和修身，並經常學習牧畜的技藝，用節儉樸素來守持家業，並保持仁慈忍讓的好品行，要知道自我滿足並周濟那些貧窮苦難的人，講習禮儀，畏懼且遵守國家法律。這樣就能減少過錯，靜攝養身，對前面的一切也就不會擾亂了。

能安常處順的人總是常常有積餘，而違背命運的人總是常常感到不滿足。只有用培養內涵美德，用平和的心性對待外界的一切事物，聽其自然，才能夠安命。

心本可以平靜的，但一接觸到事物則會動，心動得善良才是君子，心動得凶險的則是小人。孟子說：「我四十歲就不會動心了。」是不為外界事物的誘惑而躁動。

順乎大道而行事的人，可以說是富有的；放棄學習的人，可以說是貧困的；順乎天命的人，可以說是達觀的。然而，逆天行事的無恥之徒，則處於窮途末路了。

（明）高濂《遵生八牋》

培育根基

草本的花，一經霜打就會死。它看著像是死了，實際上並沒有死，春天一到又會重新開花，這是因為它的根還在。常聽人說能讓花提早在花期前開放，方法就是用開水澆它的根，或用硫黃代替土。這樣花是開了，但是花一敗落也就死了，因為它的根死了。

這樣說來，人的榮枯顯晦，成敗利鈍，都不能成為依據，只有去問他的根基是否安然無恙。根基還在，那麼雖處在厄運當中，就像經霜打的花，重新開花的日子是可以期待的。

如果他的根基已經不存在了，那麼即使他處於榮盛顯赫的境地，像奇葩絢爛奪目，總不是自然開出的花，要它重新開花，恐怕就不能期待了。

（清）李漁《閒情偶寄》

上古之人的養生之道

黃帝問岐伯說：「我聽說上古時代的人，其壽命都超過了一百歲，而動作舉止仍然沒有衰老的跡象；現在的人，剛到五十歲左右，動作就顯得非常衰老，是時代不同的原因呢，還是因為人們違反了養生之道呢？」

岐伯回答說：「上古時代的人，懂得養生規律的，根據陰陽變化的規律，調和養生的各種方法，飲食有節制，起居有規律，不使身體過於勞累，所以形體與精神協調統一，而能夠活到天賦之年，一百歲以後才去世。

現在的人就不是這樣了，他們把酒當成水漿一樣貪飲，以謬亂為正常，醉酒之後肆行房事，以致竭盡精氣，耗散真元，不知保持真元的充實，經常過度耗費精力，貪圖一時的快意，違背養生之道而取樂，作息沒有一定的規律，所以五十歲左右就衰老了。

上古精通養生之道的人，經常教導人們，對於外界的虛邪賊風，要注意適時迴避，情志要安閒清靜，不要貪欲妄想，以使體內的真氣調和，精神內守，疾病還會從哪裡來呢？

所以，意志安閒，少有欲望，心境平定而無恐懼，適當勞動而不過分疲倦，正氣便會調順，每個人的要求都能得到滿足，每個人的願望都能得到實現。吃東西不論精粗都覺得甘美，不講究穿著，隨鄉入俗，安分守己，其民風就稱得上淳樸。

因此，嗜好和欲望不能損害自己的眼睛，淫亂邪說不能誘惑他的心志，無論是愚蠢的、聰明的、賢能的、不賢能的，所有這些人都對外界事物沒有恐懼心理，這就符合了養生的道理。所以他們的年齡能達到一百多歲，動作沒有一點衰老的跡象，這就是因為他們掌握了養生之道，使天真之氣得以保護而不受危害的緣故。」

《黃帝內經・素問・上古天真論》

長壽必察天地之道

如果你想長壽，就要順應自然規律。天氣隨著時間的變化而變化，所以上天能長生不老；地氣每年有冷有熱，地勢有險峻和平坦，所以大地能永遠存在。必須洞察天地之情，把握自然規律，並且把這個規律與生命規律結合起來，才能深得養生之道。即使是聖人也未必能做到這一點，只有有道的人才能做到。

天地的精華是在無任何徵兆下產生，在不知不覺中成長，得其精華就能長壽，失去這種精華就早亡。因此，善於調理精氣的人應在日常生活中逐步積累，這樣精神才會飽滿。

馬王堆帛書《十問》

安身延年之道

飲食與性欲，乃人之大欲。克制其到幾乎沒有，這是為聖人；節制而不放縱，可稱為賢士；放縱而不節制，是為愚者。

屠殺生靈以充口腹，淫欲而喪失先天的真精，二者相互為助。因為肥甘美味，可導致氣血旺盛。氣血旺盛，淫欲就會增加。淫欲多，則反過來損耗氣血。氣血損耗，則又賴飲食來資助補充。這是二者相互為害。

要節制飲食，則要首先節制淫欲。如果能節制淫欲，就能節制飲食，這是健康長壽的訣竅。如果縱欲，則由於人的生命有限，限數竭盡，則早亡。

（明）潘楫《醫燈續焰・尊生十二鑑》

除六害

善於養生的人必須首先除去六害，然後才能保全性命，長命百歲。

怎樣除去六害？一是淡泊名利，二是禁絕聲色，三是不貪錢財，四是不戀美味佳餚，五是除去奸邪狂妄之氣，六是消除妒忌之心。除去這六種禍害，修身養性沒有不成功的。

如果這六害不除，便不會有什麼益處。即使內心傾慕養生妙理，口中念著養生真經，服食天地之精華，攝取萬物景象，也不能彌補他生命的短促。其原因就在於棄本求末，應引以為戒啊！

所以，要想不耗傷其真元，必須少想事，少思念，少嬉笑，少說話，少高興，少憤怒，少逸樂，少憂愁，少嗜好，少憎惡，少生事，少心計。

想得太多傷精神，思念太多心勞累，嬉笑太多五臟六腑上下翻騰，說話太多損失元氣，過分高興腹內會招致外邪之氣，經常憤怒會造成皮膚虛浮，逸樂過度會變得邪惡淫蕩。

過於憂愁將使頭髮、鬍鬚乾枯焦脆，嗜好太多容易玩物喪志，憎惡太多精神不能平靜，喜歡惹是生非將使血脈經常處於緊張狀態，心計太多容易耗費自己的聰明才智。

這些不良習慣對人的生命的危害，比刀斧利器還要厲害；對人的性情的侵蝕，比豺狼野獸還要凶猛。內心澄清如水，就能守住精神；元氣內定不泄，便能遠離邪物。

一旦做了欺詐之事精神就會感到悲哀，與人爭強好勝精神就會產生沮喪，輕慢侮辱別人必然減損壽命，殺生害物定會夭折身亡。一個人做了一件好事，他的陽神會感到愉悅之極，而做了一件壞事，他的陰神會感到快樂無比。

經常泰然自若，恬淡自守，身體和精神就會安寧清靜。這樣，記錄生者的簿冊上一定有他的名字，記錄死人的簿冊上一定削去他的罪過。養生的道理全部都在這裏了。

〈太上老君養生訣〉

君子三戒

孔子說：「君子應該遵循三條戒律：年輕的時候，血氣尚未定型，要避免貪戀女色；壯年的時候，血氣才開始旺盛，要避免毆鬥；等到年紀老了，血氣已經開始衰弱，要避免貪圖名利得失。」

君子有三戒：少之時，血氣未定，戒之在色；及其壯也，血氣方剛，戒之在鬥；及其老也，血氣既衰，戒之在得。

（東周）孔丘《論語・季氏》

養生五難

養生有五大難：追名求利之心不滅，這是一難；喜怒之情不除，這是二難；聲色之欲不去，這是三難；貪圖美味之念不絕，這是四難；神情虛妄，精氣四散，這是五難。

這五難存而不去，雖然希望長生不老，誦讀至理名言，咀嚼著芬芳嫩蕊，呼吸著陰陽二氣，也難免事與願違，中年喪命。心中去除五難，就會信服順從，日日長進，完成了至大美德。無需祈求而自有福祿，不求高壽而自然壽長，這是養生之道的基本精神啊！

（晉）嵇康〈答難養生論〉

≫君子的修養

君子寬容而不怠慢，方正而不傷人，據理辯論而不強詞奪理，明察事理而不過激苛刻，獨立不阿而不盛氣凌人，堅忍頑強而不蠻橫粗暴，溫順隨和而不流俗從眾，恭敬、謹慎而威儀。這樣就是最高的修養境界。

（戰國）荀況《荀子．不苟篇》

≫養生先避禍

如果平時保養精神，調理呼吸，注意起居，適應冷熱變化，飲食注意禁忌，合理用藥，順其自然，則不至於短命而死。

因為，適當服用一些藥物，並不影響做其他事情。庾肩吾經常服用槐實，七十多歲了還能看清書中的蠅頭小字，而且頭髮和鬍鬚仍然烏黑。另外，鄴中的朝官，也有單服杏仁、枸杞、黃精、白朮、車前子的，受益很多，這裏就不一一細說了。

凡是想服用藥物的，陶弘景所著《太清方》一書中記錄得很完備，但用時必須慎重得法，不能草率從事。因為曾經有一個叫王愛州的人在鄴中練習服用松脂，結果沒有掌握好用量，導致腸子堵塞而死，像這種服藥失誤而造成身亡的例子有很多。

養生之人首先應考慮避免災禍，保全性命。有了生命才能談得上延年益壽，不至於徒然保養隨時都可能失去的生命。單豹的身體可以說保養得很好，但不小心被老虎吃掉了；張毅注意了身外的安全，不料卻被體內的疾病奪去生命，這都是前人留下的告誡。

嵇康雖然寫過《養生論》，卻因為傲慢得罪了權貴而被處死；石崇希望服藥能使體魄強健，卻因為貪於女色而招致殺身之禍，這都是從前的糊塗人。

（北齊）顏之推《顏氏家訓》

居安思危

《洞神真經》中說：「養生以不損害身體為長壽之術，不損害身體以有補於身體為養生的關鍵。」人在安定時要考慮到將來會遇到危險，以便防患於未然。不要以為小惡無害而不遠離，也不要以為小善無益而不去做……

不要憤怒，以保全陰氣；克制喜悅，以蓄養陽氣；保持清靜虛無，以除去狂慮；保持安閒，以助養真性；淡泊無欲，清靜無為，身處寂寞之境，自得清靜之趣。

即使少年時代元氣受到損害，導致身體羸弱，到了晚年如果能明白防患健身的道理，元氣自然綽綽有餘。元氣有餘，精神自然飽滿，便能長生長壽。

（宋）陳元靚《事林廣記》

大概飲食有節制，起居有一定的規律，那麼氣血就會循經脈正常運行，而不出偏差。精神守於內，身心就會寧靜，就不會為強行控制精神而煩惱。

身體與精神融為一體，那麼精神就不會離開形體而心猿意馬。反之，形體也不會離開精神而獨處。這樣就不會有縮短自然壽命的顧慮。

保養的道理既然這樣淺顯易懂，為什麼夭折的人還比長壽的人多呢？這大概是由於美酒佳餚擺在面前，即便是疾病之所忌，也無所顧慮。即使患有疾病，一時難以遏制酒興；貪圖名利心切，即使勞累過度而不覺，何況心神百結，耗傷心血過多呢？

劉孔昭說：「很多人持弓射同一隻鵠，沒有不會射中鵠鳥的。」很多有吸引力的東西誘惑一生，人怎麼不會為它困惑呢？

即使有稍微懂得一些收斂精神，安居靜養的人，卻又不知道延年益壽的關鍵所在，就很難能達到延年益壽的目的。即使終日閉目靜養，也只是心中一團私意，雖是靜養，與妄行無異。

如果對世間的一切都看得比較清楚，凡事據理而行，不貪、不躁、不妄，那麼就可以在邪氣未侵襲人體，引起疾病之前度完其自然壽命了。

大概心胸狹窄的人，多不能度過自然壽命。私心雜念重的人，就往往昏昧不知事理，精神錯雜不寧。這時越求靜，反而越不易入靜。

然而越是易懂、越易辦到的，反而越不易懂、越不易辦到。這是很難理解的事情，可能是長年沉溺於塵事的原因。談及保養，首講一「靜」字，這是濂溪周氏的見解。重寡欲次康復又是子輿的本旨。

（清）沈時譽《醫衡・養生主論》

修行箴言

經常參加勞動，百病不會形成。飲酒不要大醉，百病自然不會生。飯後走百步，多用手摸腹。寅丑之日剪指甲，梳頭百下有好處。太餓站著會小便，太飽一坐要大便。行止坐臥勿迎風，房內牆上不留洞。晚上睡前要洗腳，吃得太飽並無益。多思多慮最傷神，大喜大怒傷元氣。經常除去鼻中毛，養成習慣不吐痰。天亮起床應注意，下床左腳先著地。一天無災無禍，除去邪氣避凶惡。常走七星步伐，令人得長壽。多吃酸味能傷筋，多吃苦味可害骨。食物太甜肌不壯，辛辣過多損正氣。食物太鹹減壽命，營養全面不要偏。春夏二季少汗泄，秋冬二季固陽氣。獨自睡覺守真元，謹慎安靜最寶貴。錢財多少無止境，知足常樂最有利。明知是六害，寡欲則無礙。神志清靜自安寧，養生修道有始終。

（宋）朱佐《類編朱氏集驗醫方》

養生以不傷為本

有的人只知道服用草藥，而不知道長生不老的要訣，那麼最終是不可能長壽的……有的人修練長生之道太晚，而在修道之先身體就已受了很深的傷害，這是難以補救的……那些木槿和楊柳，折斷了再種也能生長，倒插著也能生長，橫插也能生長，沒有別的東西比它們生長起來更容易。

但是，如果埋得太淺，時間又不長，卻時常去刻它剝它，或搖拔它，儘管把它種在肥沃的土裏，用極好的水來浸潤它，最終難免會枯死。這是因為它的根基不牢，還沒來得及吐出嫩芽，樹內的津液還不能結合成一股使它生長的氣息。

人的身體容易被傷害而難以保養，比起這兩種樹木來差得遠。攻擊毀壞的身體，過多地損傷它，劇烈動搖它，補養它的很少，毀壞它的很多，所以難免會死亡。

那些服氣的人，用調氣來滋長氣息，而氣息衰弱的人難以得到滋長。服食藥物者，用血來補血，而血脈幾乎竭盡的人難以得到補養。

那些奔馳急走後氣喘不順，有的咳嗽，有的心情煩悶，用力役使身體，氣短乏力的，都是氣被損傷的症候；面部無光彩，皮膚枯澀發黃，嘴唇枯焦沒有血色，皮膚紋理萎縮，都是血氣不足的表現。二者都表示身體的外部已經衰退，身體內部也已凋敗。這樣，如果沒有最好的藥物，是不能補救的。

那些修長生之道而不能成功的，尋求長生而死亡的，並不是沒有氣血，只是身體內的氣血已經喪失了根源，只留下一些殘枝斷流罷了。就像浸入水中的火把，火滅了而煙不會立即消散；就像已經斷了的樹木，枝葉卻還能生長。這二者不是說沒有煙，沒有葉，而是能有煙有葉的根源已經先喪失了。

世人感覺到不適時才把它當作疾病，就好像斷氣才是死亡的象徵一樣。他們只是埋怨風寒濕熱，不知道風寒濕熱不能傷害壯實的人，只是那些體虛氣短的人才為其所傷……

同吃一種食物，有的人卻患病，並非這種食物只對他有毒；用同樣的酒器同時喝酒，有的人清醒，有的人喝醉，並非酒力對每個人不同；同樣冒著酷暑，卻有人中暑而亡，這並非天氣對每個人不同；一起服同一種藥物，有的人會昏迷煩悶，這並非因為藥毒有所偏愛。

大風入林，枯朽的樹枝先被摧折；大浪衝擊崖石，零散多縫的石頭先被沖走；大火燎原，乾燥枯槁的花草先被燒掉；有龍紋的碗具摔到地上，脆弱的地方先被打破。

由此看來，人不得長生之道，是因為平素身體有病，風寒暑濕常會引發這些疾病。如果能讓體內的純正之氣長久不衰，身體和心神緊緊相守，則沒有什麼能夠傷害他。

那些修道之人，常害怕為時太晚，而不怕修道太早。倚仗自己年輕力壯，體力強健，過分役使自己的身體，這樣各種疾病鬱結起來，性命就像早上的露水一樣危險而短暫。如果這樣還不服用金丹，只吃草藥，可以跟常人差不多，但不能延長他的壽命。

所以，「保養身體以不傷害它為最重要。」這是至關重要的話。神農說：「各種疾病沒有痊癒，怎麼能長生不老呢？」這話說得很對呀。

（晉）葛洪《抱朴子・極言》

≫勿守常而不變

採用散播漫種方法種地的人，將一畝地能收百斗穀物的土地稱為良田，這是天下普遍的說法。卻不知分區分隴的耕種方法，可使一畝地的產量達到一千多斗。種子相同，而種植的方法不同，導致收成相差懸殊。常說經商不會有十倍的利潤，種田不會有每畝千斗的收成，這是墨守成規而不尋求變化之說罷了。

（晉）嵇康《養生論》

≫不恃強，慎之弱

從人的身體體質來說，先天強健的人長壽，先天羸弱的人短命。如果是先天強健的人，而後天又注意培護調養，會更加長壽；先天羸弱的人，後天又故意戕害摧殘自身，會更加短命……

從人的行為來說，先天強健的人不要自恃強健而無所顧忌，否則將會失去這種先天的優勢；先天羸弱的人應該謹慎小心，這樣便能勝過先天強健的人。

居住在環境優美的地區，人必然長壽，年老而牙齒堅固的人比比皆是；居住在環境惡劣的地區，會在無形之中影響壽命，百歲老人不會很多。

雖然長壽地方的人未必全都長壽，短命地區的人未必全都短命。如果強健之人再加上適當的滋補和調養，豈不更加長壽？本就身體羸弱，如果再不注意飲食，豈不更加短命？

（明）張介賓《景岳全書》

養生之本末

養生上上之策是頤養精神，其次是頤養形體。精神清靜、意念平和，身體自會安然無事，這是養生的根本。一味讓肌膚肥胖，讓腹腸充塞，滿足自身的嗜好和欲望，則是養生的下策。

（明）蕭源等《永樂大典醫藥集》

養生四要

第一，要節制飲食。人的身體很寶貴，它來自於父母；飲食不當，疾病就會紛紛起。外面邪氣乘機纏繞糾結不停，侵襲身上各經脈，凝結堵塞於腠理，變生出諸多病症，多得實在不可記。

只有縱酒無節制，造成禍害更劇烈。酒中毒氣向上攻，變成虛火燒肺葉，引起陰虛，都是因為爛醉如泥所致。虛弱病重之軀體，全仗脾胃來滋養，千萬莫貪美食，平淡飯菜最可取，只要口腹不飢渴，才是最為可貴的。

第二，要謹慎風寒。人們身體之中有營衛二氣，寒可傷及營氣，風可損及衛氣。所有疾病之首要，傷風一病最可忌；七十二樣病症候，感冒傷風易傳染。

邪風可導致偏癱，以致口角歪斜四肢癱軟；寒風邪氣交相並，經脈混雜分不清；先在三陽經脈裏，又轉三陰經脈中……君子對己之身體，時刻謹慎放在心；剛剛流汗遍全身，千萬不可迎風立。一年四季都莫忘，尤其三冬要謹慎；不僅穿衣要厚實，重要在於藏精氣。

第三，要惜養精神。人體之所以得以生存，是因為有精與神。精神若能不凋敝，四體康健長存。可嘆那些大意人，不知愛惜自家身；說話過多會傷氣，喜好偏多勞心力。有人貪求名和利，從早到晚忙不停；精神脫出心舍外，心舍就會變虛空。

男女兩腎之中間，醫家稱之為命門；陰陽相抱，互為根本；根本不虧損，就可獲長生。農曆五、六這兩月，肺金腎水都受傷，若能隔房獨自睡，體質輕便而堅強。農曆十、十一、十二月，陽氣暗伏不得出，君子此時當謹密，涵養微弱之陽氣。

第四，要戒止嗔怒。東方五行屬木位，醫家配之屬於肝。肝臟之氣不平和，虛火就會因此發；許多邪風體內動，火氣因而向上熏。無怒無憤，能涵心田；心田寧靜，天君穩固。愛動肝氣喜發怒，可招致嘔血症。血氣淤積於胸中，漸漸變成咳嗽病。

凡是為人處世，自是希求能成功；偶爾有事不如意，應當躬身問自己。勸君處世戒憤怒，改變惡習不良性；和和氣氣迎客人，容儀禮節不變更。

（清）程國彭《醫學心悟・保生四要》

長壽十要

若要長壽，多做善事天保佑；若要長壽，精神愉快勿發愁；若要長壽，節制房事如避仇寇；若要長壽，三餐適量按時而食；若要長壽，注意保暖莫受風寒；若要長壽，心懷仁慈為人寬厚；若要長壽，一切生命都要愛護；若要長壽，常常吟詩飲酒觀賞花月；若要長壽，節約錢財不要喜新厭舊；若要長壽，上床睡覺神氣不外遊。

（清）田綿淮《援生四書》

養生隨年齡而異

人從出生到長大成人，其間的生長發育每個時期都有各自的特點。養生之道在於打好根基，就像樹木的根基穩固才會枝繁葉茂，這是幼年時期養生的關鍵。

從長大成人到壯年時期，其間生活經驗和人生閱歷越來越豐富。這時養生要注意節欲，使自己精力充沛，猶如燈油常滿才能燈火常明，這是壯年時期養生的重點所在。

從壯年到老年，其間飲食起居等生活規律，每年都會有所變化。這時養生要注意調理補養，保持心平氣和、精神愉快，使飲食得以消化，順其自然，這樣才能盡養天年，這是老年時期養生所應特別注意的。

（清）張鍔《養生須知》

得其真趣

名利和身體誰親？身體和財富誰重要？回答肯定是身體，如果用隨侯的明珠去打千仞以外的麻雀，人們一定譏笑他，因所得極少而損失太大的緣故。

李東垣平素多病，六十五歲時，聽力和視力不及原來的一半，全身的血脈沸騰，心裏煩悶，身體像在水中漂流，閉上眼睛靈魂就像隨浪花飄去，精神大不如前，飲食比以前減少了，一旦做點事情病情就會加重，以他自己所有的精力，何止隨侯之珠。

若安於淡薄的飲食，減少思慮，節制欲望，少說話以養氣，不過於疲勞以養形體，保持內心的安寧以養神，不考慮壽夭與得失，心理負損減輕了，血氣調和，病邪無隙可乘，疾病就不會加劇。如果能堅持這樣，才合乎於養生之道，這才是得到了生命的真正樂趣。

（元）李東垣《脾胃論・運欲》

盡其在我，聽其在天

任何事情都要有「盡其在我，聽其在天」的態度，即使養生之道也是如此。身體強壯的人，就像富人因戒奢侈而更富有；身體虛弱的人，就像窮人因節儉而自我保全。節儉克制非僅指飲食色欲，即使讀書思慮也應有所節制，不要太過分。

養生以少怒為根本，又不要太苦悶，要活潑樂觀，使心中充滿勃勃生機，這也是戒除惱怒的方法。戒除惱怒，又知節制，那麼在養生方面已盡到了最大的努力了。

此外，壽命長短，有無疾病，則一概聽憑天意了，不必多生妄想去計較。像大量服用藥物，求神保佑，都是妄想。

（清）曾國藩《與子紀澤書》

》順乎自然

莊子說：「聽說過讓天下寬鬆自在，沒聽說過要統治天下。」蘇東坡把這兩句話作為養生的方法。體味一下「在」、「宥」二字的訓詁，便會知道莊子、蘇東坡都有順其自然的意思。養生是如此，治理天下也是如此。

如果每天換幾個藥方，無緣無故地整年大補，小病也用大量藥物攻治，強求發汗，那麼就像商鞅治理秦國、王安石治理宋朝一樣，全然失去了順其自然的妙處。

（清）曾國藩《與子紀澤、紀鴻書》

》長壽之法

有人問道：「所謂傷害身體，是不是過分的欲望造成的？」

抱朴子說：「難道僅僅是這樣嗎？長生不老的要訣，在於使自己返歸年輕。高明的人知道這個道理，可以延長壽命消除疾病；稍差點的人，不因此損傷自己的身體。

如果年紀正處少壯而知道使自己返回年輕，服用陰丹來補腦，從長谷採集玉液的人，雖然不服用藥物，也可活到三百多歲，只是不能成仙罷了。

不知道使自己保持年輕的道術的人，古人將其比作用冰做的杯盤盛開水，用雜有羽毛的席草包住火。況且，才力不及，卻又而冥思苦想，會傷身；力量不夠，卻強舉重物，會傷身；悲傷憔悴，會傷身；喜樂過度，會傷身；極力追求自己想要的，會傷身；談笑過久，有害於身體；不按時作息，能傷身；用力拉弓挽箭，會傷身；醉酒嘔吐，會傷身；飽食而睡，會傷身；跑跳而氣喘吁吁，會傷身；歡呼哭泣，會傷身；沒有性生活，會傷身。

這些對身體的傷害累加到極限時，人就早死。早死不是長生之道。所以說，修養身體的方法，是吐痰不要吐得太遠，走路不要太快，不要聽太響的聲音，不要看東西太久，不要坐得太久，不要睡得太疲勞，天氣轉寒之前先加衣，天氣變熱之前先減衣。

不要餓極了才吃，吃飯不要太飽；不要渴極了才喝水，喝水也不要太多。大凡吃得過多食物容易鬱結不消化，喝水過多容易成痰癖。

不要過於勞累，也不要過分安逸，不要起床太晚，不要過多流汗，不要睡眠過多，不要坐著車馬四處奔波，不要極目遠眺，不要吃過多的生冷食物，不要對風飲酒，不要洗澡太勤，不要好高騖遠，不要謀求新異精巧的東西。

冬天不要太暖和，夏天不要太涼爽，不露天睡在星空之下，不要在睡覺時把肩膀露在外面，極寒冷或極炎熱，風和大霧都不要去頂著。

各種味道進到嘴裏，都不要過多。因為太酸對脾有傷害，太苦對肺有傷害，太辛辣對肝有傷害，太鹹對心臟有傷害，太甜對腎有傷害，這是天地自然的道理。

大凡說對身體有傷害，不是馬上就會覺察出來，久了就會減短自己的壽命。所以擅長於養生的人，生活起居根據季節的不同有早有晚，以柔和作為最基本的法則，使自己的筋骨強健；杜絕疾病避除邪氣，有吞氣吐氣的要術；使營衛二氣協調通暢，有增補或排泄的方法；使全身勞逸結合，宣散陳氣，有增加或削弱的要訣。

忍住怒氣來保全陰氣，抑制喜氣來滋養陽氣。然後先服用草木做成的藥來補救虧缺，再服用金丹來使自己長生不老。長生之道，都在這裏了。

如果有人要決斷任性，自以為通達自然瞭解命運，不拘泥於異端邪說，放縱自己的感情用盡自己的力量，不營求長生不老的人，聽了這些話，如同耳旁風。

這些人儘管身體枯朽，卻樂於忘返的遊樂之中，氣息斷絕在美麗的絲綢之間，還心甘情願，怎麼可以告訴他保養身體的道理呢？他們不但不接納，反說這都是些騙人的鬼話。」

（晉）葛洪《抱朴子·極言》

》養生延年秘訣

養生之法猶如執玉捧物，小心翼翼，以保其身；又如臨深淵履薄冰，凝神屏息，以養其氣。

凡是飲酒不能過量，食肉不要太多，魚肉要切細，食物要求精，滋味要淡，不使太餓，也不令過飽，這是節制飲食以養生；春天衣服不能太單薄，夏天穿衣莫讓身體出汗，秋天穿衣要逐漸增添，熱了不要馬上脫掉，這是講究穿衣以養生；不像僵屍一樣挺直身體睡覺，平時不必修飾儀容，行動要緩慢，坐時要收斂，這是注意舉止坐臥以養生。

喜怒哀樂都要保持中和，貪嗔癡妄都要看破，更要時常自我寬慰，知足常樂，隨遇而安，萬事看透，不憂不怒，嘻嘻哈哈，談笑自如，這是調整性情以養生；少色欲，少說話，不親臨死人埋葬，趁早迴避驚風駭浪，不大醉，不過飽，起居動靜都要怡然自得。

以上事項人人都能做到，它是真正的延壽秘訣，防病良方。只要信從它，並依之而行，留心保養，一定能夠延長壽命。

（清）石成金《傳家寶》

》遵循禮道

凡是動用血氣、意志、思慮時，遵循禮道的，則平正而通達；不遵守禮道的，則悖亂而滯慢。在飲食、衣著、居處、動靜這些方面，遵守禮法，則和節；不遵守禮道，則會觸動危險，招致疾病。

（戰國）荀況《荀子・修身篇》

何謂真人

古之真人，不視失敗為違逆，不因成功而自詡為能，不與士謀而守其獨。像這樣的人錯過了時機而不後悔，恰遇時機而不沾沾自喜。像這樣的人登高不戰慄，入水不覺濕，入火不熱。這樣便是達到了道的境界。

古之真人，入睡不做夢，醒來無憂無慮，飲食不求美味，呼吸緩而沉。真人的呼吸是從腳跟開始的。普通人用咽喉呼吸，務求得勝而理屈詞窮，一旦說話時，就如哽喉而囁嚅。嗜欲深的人，他天性便淺。

古之真人，不樂生，也不惡死。出生時他不喜歡，入死時也不拒絕；瀟灑自如地去，瀟灑自如地來。不忘記自己的生源，不尋求自己的歸宿。一切都坦然接受，享盡天年而止，重新回歸造化。這就是不用心智去摒棄道，不用人為地去尋求天性。這叫做真人。他的心志專一，容貌寂靜安閒，質樸無裝飾之態。悲淒時如秋天，溫暖時似春天，喜怒如四時運行一樣自然，順物以化而不逆，無法測知他的底細……

古之真人，中立而不偏，似有不足卻不強求；雖有稜有角卻不固執一端，心雖空閒卻充實，舒暢的樣子好像非常歡喜。他動於不得不動之時，表面上要有所行動，而心卻已靜止。

他如世人那樣勤奮地作為，心存高遠，但不被世人所羈制。他言語不便時如水靜風平，無心的樣子卻似忘其所言……把天與人看作不是對立的，這便是真人。

（戰國）莊周《莊子．大宗師》

≫調和陰陽

大凡陰陽的根本，在於陽氣的內緻密而外固護。如果陰陽二者不協調，就好像四季之中只有春天沒有秋天，只有冬天沒有夏天一樣。因而能保持陰陽調和，就是最好的養生法度。陽氣過亢，不能固密，陰氣就會竭絕；陰氣平和，陽氣固密，精神就正常；如果陰陽分離決裂，那麼精氣也就隨之竭絕了。

《黃帝內經素問・生氣通天論》

順應陰陽盛衰

天，是陽的宗主；地，是陰的歸屬。陽，是生存的本源；陰，是死亡的根基。天地之間，陰和陽所輔助的是人。人獲得陽氣就能生存，遭受陰氣就易死亡。陽氣中最純精的陽氣稱為高真，陰氣中最濁的陰氣稱為幽鬼。所以，彙聚陽氣的事物壽命長，彙聚陰氣的事物壽命短。

多熱的事物以陽氣為主，多寒的事物以陰氣為根基。陽氣趨於上部，陰氣趨於下部；陽氣運行迅速，陰氣運行遲緩；陽氣質輕，陰氣質重。

陰陽平衡，則天地之氣和平，人體氣機安寧；陰陽逆亂，則天地之氣閉塞，人體氣機橫逆。所以，天地獲得陽氣就炎熱，受取陰氣就寒冷。

陽氣萌動在十一月以前，五月以後漸衰；陰氣生發在五月以後，十一月以前漸衰。陰陽的盛與衰，各有其時節，循環更替，無休無止。人們能夠順應這種變化就能聰明通達了。

《金匱》中說：「秋季開始時調養陽氣，春季開始時調養陰氣。」陽氣不能在體表閉塞，陰氣不能自體表侵入。屬陽之火由木而生，屬陰之水由金而生。水與火相通濟，相輔相成。人們能夠遵循這些規律，就永遠不會受病邪侵犯。

唉！庸俗愚昧的人豈能明白這個道理？行為舉止與陰陽變化相違背，自己導致了那些疾病。外因以風寒暑濕，內因以飢飽勞役，導致身體的衰敗，欺騙殘害自己的身體，消損滅亡自己的精神，束縛羈絆了他們的身體，死亡的預兆即明顯的呈現出來……

生與死的道理，蘊涵於陰陽的運行之中。陰氣下降而不上升稱為斷絡，陽氣上升而不下降為絕經……陰陽相濟相應，才能中和與平衡。

所以，陰不足用屬陰的藥物治療，陽不足用屬陽的藥物治療。陰陽相濟，各有升降之道路……陰氣宜常常減損，陽氣宜常常充盈……順應於陰的事物大多消亡泯滅，順應於陽的事物大多長久生存。迎合這種奧妙和旨趣，則沒有什麼方法不靈驗。

《中藏經・陰陽大要調神論第二》

道貴因

一般人被憎惡所驅使，就會失掉他原來所喜歡的東西；若被自己所喜歡的東西誘惑，則又會忘掉自己所憎惡的事物。這兩種情況都不符合「道」的要求。所以說「不要被喜好的東西所誘惑，不被憎惡的東西所驅使」。

憎惡某種東西不能失去自己的理智；愛好某種東西也不能超過一定的限度。這才是人們所稱道的「君子」……人的過錯在於剛愎自用，罪責在於隨意變化，有所歪曲。因為，剛愎自用就不能做到虛靜，不能虛靜就與客觀事物發生矛盾；變化多端就產生假象，假象環生就導致混亂。所以「道」把因應看得非常重要。「因」就是根據事物的性能，來發揮它應有的作用。

（春秋）管仲《管子・心術上》

以此長壽

人之所以產生，天給予他精氣，地給予他形體，精神與形體結合就成為人。二者和諧則人生，不和人就不能生存、生長。若要考察二者和諧的情形，精氣是看不到的，也不可能以分類認識它的特徵。只要胸中保持平正，言論有條不紊，就可以長壽了。

（春秋）管仲《管子‧內業》

修德應與攝生並行

修德與攝生分而行之，這不是真正的修德與養生。況且，人稟天地之精氣才能生存。現在把修養道德歸屬於儒學，稱之為正道；把養生歸屬於修仙，稱其為異端。這是錯誤的。

如果身體已經死亡，道德將會在哪裡呢？所以，孔子特別注重防病，並說：「對於父母親，最擔心的莫過於疾病，教人存仁致中和。」

孟子說：「養氣立志積德，不要忘記，也不要刻意去追求。」所以，立許多規矩，以讓世人行之，並根據不同人的情況從而制定不同的方法。

周朝末年掩飾奢侈是人為的，故當存仁；戰國互相殘殺最終則滅亡，故當集義。存仁可以完心，志定則氣機通暢，勿忘勿助，疾病由何而生？所以說養生與養德是統一的，而不是兩種方法。

（明）王文祿《醫先》

》識破萬幻

世上一切事物，都因幻化而有形，所以不能長久。草木禽獸的脆弱，細蚊幼孑之微小，就不必說了。即便是大到天地，堅硬如金石，也不可避免地會被毀壞，何況人呢？懂得自身是幻化的，而用五尺有限之軀，與天地間萬事萬物相為酬應，又因功名利祿，富貴聲色，互相煎迫精神氣血，消陰耗陽而不自知，就難怪紅潤的臉色變得枯槁，烏黑的頭髮變得蒼白。

聖人知道一切事物都是幻化而來，一切事物都如夢一樣，一切教理都如空花陽焰，一切作為都如鏡中像、水中月。因此，聖人視珠寶聲色、功名利祿為糞土，視生死如浮泡，不為外事所迷惑。生命伴隨太虛而來，所以同太虛一樣沒有滯礙，死後又復歸於太虛。啊，聖人為何能做到這樣？是認破萬幻，不為塵世所染。君子也看透了以上道理。

（明）高濂《遵生八牋》

第二：順時

喜樂憂悲各有時

喜怒哀樂的產生，與春夏秋冬的變化是相統一的。喜氣為暖，春天產生；怒氣為清，秋天產生；樂氣為暑，夏天產生；哀氣為寒，冬天產生。

天與人都有四氣，並不是人自身本來就積存的。所以，對此可以調節，但不能制止。調節可以使之更為順暢，對之加以制止，就會擾亂其變化規律。

人產生於自然，且能順應自然的變化而變化。喜氣來自春天，樂氣來自夏天，怒氣來自秋天，哀氣來自冬天，這是四氣的本質。

人的四肢各有其特定的位置，就像四季的寒暑變化，是不能隨意加以更改的。說四肢可以變換位置的人，是巧言諂媚之人。如果四季更換了次序，就成了凶年。如果喜怒哀樂違背了常規，就會造成社會的混亂。

賢明的君王當春而喜，使喜得其正；當秋而怒，使怒得其正；當夏而樂，使樂得其正；當冬而哀，使哀得其正。全國上下都效法這種做法，以順應四時的變化規律。

春氣象徵慈愛，秋氣象徵嚴厲，夏氣象徵快活，冬氣象徵哀傷。愛氣使萬物孕育，嚴氣使萬物成熟，樂氣使萬物得以補養，哀氣使萬物消亡。這是自然規律。

春天氣候暖和，此時大自然的慈愛使萬物孕育；秋天氣候清亮，此時大自然的嚴厲讓萬物成熟；夏天氣候溫暖，此時大自然的快樂讓萬物得以滋養；冬天氣候寒冷，此時大自然的哀傷而讓萬物蟄藏。

春天主萬物產生，夏天主萬物滋養，冬天主萬物蟄藏，秋天主萬物收穫……所以人們在春天感到高興，夏天感到快樂，秋天感到憂愁，冬天感到悲傷。

（西漢）董仲舒《春秋繁露》

順應天地之氣

如果人的陰陽調和，則氣機就平和，陰偏盛或陽偏盛則陰陽就乖戾，陰陽乖戾那人的氣機就不調。所以，人們在春、夏兩季調養陽氣時，要適當補些陰氣，使人體的陽氣不至於偏盛；秋、冬兩季調養陰氣的時候，也要適當補些陽氣，使人體的陰氣不至於偏盛。

從書上可以得知，孔子在夏天的時候，穿著粗細葛布做成的單衣，讓陽氣向外宣洩；冬天的時候，孔子便穿上厚實的狐貉皮衣待在屋裏。公都子說：「冬天喝湯，夏天喝水。」這很明顯是順應季節的規律。

《月令》上記載：「人們在春天要吃麵食和羊肉，在夏天要吃豆類和雞肉，在秋天要吃芝麻和狗肉，在冬季要吃黍和豬肉。」這是因為四季所吃的食物，要適應每個季節的氣候。

另外，春天木旺，可以用膏香的食物來助胃氣；夏天火旺，可以用膏腥的食物來助肺氣；秋天金旺，可以用膏臊的食物來助肝氣；冬天水旺，可以用膏膻的食物來助心氣。這是根據人體某一部分不足而去增補它。

（明）萬全《養生四要》

畏天之時，於時保之

四季的氣，像春風、夏暑、秋溫、冬寒，都能使人們得病，並不是只有八方之風才能使人生病。君子要謹防四季之氣，生活起居要有規律，不要被食、色所傷。那樣，就算是賊風苛毒，也不能傷害到人。

邪氣聚集的地方，正氣必然虛弱，就像木材腐爛後就生蟲，河堤有了洞穴以後水就浸入那樣。本身正氣虛弱，恰逢天時之虛，又加上正好在上弦月之前、下弦月之後，月廓之空的時候感受邪氣。這就是所說的三虛。三虛致病的人，輕者病情嚴重，重者死亡。

倘若春天本來應該溫暖卻寒冷，夏天本來應該炎熱卻涼快，秋天本來應該涼爽卻炎熱，冬天本來應該寒冷卻溫暖，這些都是天地的肅殺之氣，並不是正常的氣候，對此要尤為謹慎，以免發生瘟疫。

凡是大寒大熱、大風大霧，都應該避開，不能認為自己身體強健就沒關係。《詩經》上說：「畏天之時，於時保之。」說的就是這麼一個道理。

（明）萬全《養生四要》

順時養陰陽

冬至時，氣起於湧泉，十一月行至膝，十二月行至腹，正月行至腰，這叫三陽成；二月行至臂，三月行至項，四月行至頭頂，此月是人身陽氣最盛之月分。陰氣也同這一樣，十月最盛。所以，四月十月不得行房事，這是為了避純陰純陽的月分。

每到冬至月，在北邊牆下鋪上厚厚稻草而睡，稱之為受元氣。每逢八月一日巳時後，就用微火暖腳，不要讓下邊冷而無生氣。要經常運氣於下，不要洩氣於上。

春天冷凍未消，穿衣要下厚上薄。養陽收陰，則長壽不老；養陰收陽，則危害人體。所以冬天天地氣閉，血氣伏藏，人不可以勞作出汗，以耗泄陽氣，有損於人。

（唐）孫思邈《備急千金要方・道林養性》

≫順自然之氣

清淨，人的意志就平和。保持與自然之氣相通，人體的陽氣就固密。即使有外界的賊邪，也不能傷害人體。這是因為順應了四時氣候變化的規律。

所以，聖人能夠精神專一，與天氣相通，而順應自然。若違反了這個規律，就會導致九竅閉塞，肌肉壅滯，衛氣耗散。這是不能順應自然所招致的損害，並使正氣逐漸削弱。

《黃帝內經．素問．生氣通天論》

勿逆四時之氣

如果與春天之氣相違背，則少陽之氣不能生發，導致肝氣內鬱而生病變；如果與夏天之氣相違背，則太陽之氣不能生長，導致心氣衰弱；如果與秋天之氣相違背，則太陰之氣不能收斂，導致肺氣脹滿；如果與冬天之氣相違背，則少陰之氣不能閉藏，腎氣就會衰弱。

《黃帝內經・素問・四氣調神大論》

應時之序

風是引起多種疾病的始動因素。若能保持意志清靜，肌膚腠理就密固，即可拒邪於外。即使遇到劇烈的致病因素，也難侵害身體。這是順應四時氣候變化的結果。

春季攝生

春天宜用汗法、吐下和針灸，適合服用續命湯、薯蕷丸，效果甚佳。自冬至後夜半，陽氣始發，陰氣始納。心膈間的宿熱與陽氣相爭，就像虎在狹道相遇必定爭鬥一樣……吐法勝於瀉法，瀉可使下焦虛冷，而吐可去心腑間的邪熱，祛除百病。

小兒可與茵陳丸、犀角丸以瀉下，乃因小兒尚未經歷人事，不畏懼瀉下。但也必須審察其冷熱虛實，不可貿然從事。如果是男子須要瀉下，除其腳氣沖心、膀胱冷痛、膿水浸淫、三焦不通，以使之通暢，但不宜太過。夏季尤要忌瀉，因為陰氣隨之而泄之故也。男子四十歲以上，不宜瀉之太過。

春季宜用和平之法調攝，棉衣不要脫得過早，不能讓背受寒。受寒則傷肺，導致鼻塞、咳嗽。天熱可脫棉衣，稍冷應重新穿上，這樣才有利於養生。

肺俞為五臟之表，胃俞為十二經脈之長，最不宜使其寒熱失節。俗諺說：「避風如避箭，避色如避亂。勸解逐時衣（按季節時令增加或減少衣服），少餐中後飯（晚飯要吃得少）。」這話多麼寶貴啊……自春秋季節，萬病發動之時，應好好調攝身體啊！

（唐）劉詞《混俗頤生錄・春時消息第三》

》肝臟春旺論

肝臟在五行中屬木，由五天帝中的青帝掌管，在八卦中屬震卦，神的形體為青龍，肝的形狀就像掛著的葫蘆。肝就是主幹，就像樹一樣，有主幹，有枝葉，位置在胸腔的下部，比較接近心臟。肝臟左邊有三片，右邊有四片，顏色像染在素絹上的青紅色。

肝是心之母，是腎之子。肝臟中有三魂，即爽靈、胎光、幽精。晚上睡前和天大亮時，叩齒三十六下，大聲叫肝神的名字，能使人神清氣爽。

眼睛是肝臟的宮。左眼是甲，右眼是乙。男人到了六十歲，肝氣就開始變弱，肝葉變薄，膽汁的分泌量也逐漸減少，兩眼就開始昏花。

肝顯露於筋，肝脈合於木，是三魂隱藏的地方。在人身體的五種液體中與肝有關的是淚。腎中的邪氣進入肝中，人就會經常流淚。在六腑中，膽是肝的腑，肝與膽互為表裏，所以肝氣暢通，就能分辨五色。如果肝氣積存，眼睛就會變成黃顏色。

由於肝合於脈，如果手腳指甲有光澤，就說明肝氣和脈血流動通暢。如果筋脈微弱不能隨意運動，肝一定是先壞死。左右眼分別為甲和乙，在十二時辰中是寅時、卯時，在五音中是角，在五味中是酸，在五種氣味中是臊。心中的邪氣進入肝臟，就會厭惡臊氣。

肝在外部與東嶽泰山互相感應，和天上的木星互相交往。春天這三個月，常存想木星。青氣進入肝臟，肝虛的病人會筋脈拘急不柔，屈伸不利。

皮膚乾枯的人，是因為肝受邪熱。肌肉上有斑點的人，是因為肝受風邪。人的身體顯出青色，是因為肝邪氣盛。人喜歡吃酸味的，是肝氣不足的症狀。頭髮乾枯，是因為肝臟受到損傷。手腳多汗，則肝臟功能正常。肺中的邪氣進入肝就會經常哭。

肝病可以透過呼吸治療，緩緩吐氣可以宣洩，深深呼氣可以補益。在五德中肝氣是仁，有仁愛同情之心，所以聽到悲傷的事就會流下眼淚。

（元）丘處機《攝生消息論》

》正月養生法

春季的第一個月，自然界的萬物都充滿了生機，這稱之為發陽。從這時開始，萬物生發繁衍，該生發的就不要扼殺，該給予的就不要剝奪。修養之人應注意保存真氣，勿使之外泄。正月屬八卦中的「泰」，體內之氣子時最為旺盛。

孫思邈在《攝生論》中說：「正月腎氣易傷，肺氣很微弱，宜少吃鹹酸食物，增加辛辣食品，以助腎補肺，滋養胃氣。衣服不要太單薄，以免著涼，也不要穿得太多而過於溫暖。天黑就睡，早早起床，以使身體和精神都得以放鬆。」

《內丹秘要》中說：「陽氣出於地上，體內三陽上升，應該急駕河車，搬回鼎內。」

《活人心書》中說：「肝主青龍，位於心臟附近，一旦患病就想吃酸辣食物，兩眼發紅，時常淚流不止，『噓』氣除病功效靈驗如神。」

靈劍子導引中的正月導引法：雙手掩口，以口中熱氣摩擦面部，上下摩擦三五十遍，讓面部感到很熱。如果飯後去做，會令人面部皮膚光滑如玉，不起皺紋。如堅持這樣做三年，容顏將如少年，兼能明目、祛除舊病。

（明）高濂《遵生八牋》

正月養生法之二

《雜修養書》中說：「正月初一，屋中燒白朮，並飲白朮煮的湯汁。」

《崔實四民月令》中說：「正月初一，喝椒柏酒。暑椒得天之精氣，服之能令人身輕耐老。柏仁是仙家服用之藥。飲酒當漸次增加，從小量飲起，早年開始。」

《四時纂要》中說：「正月初一，面向東坐，用虀汁送服赤小豆十四粒，能讓人一年不患病。有病之人，均宜服之。」

《雲笈七籤》中說：「正月初一，用枸杞葉煮水沐浴，能使皮膚有光澤，不患疾病，延年益壽。」

《雲笈七籤》中說：「讀書之人，宜在立春這天的清晨，面向東，用白芷、桃樹皮、青木香煮的水洗浴。」

《雲笈七籤》中說：「春天應晚脫棉衣，以免患傷寒霍亂之疾。」

《千金月令》中說：「正月應當穿棉襪，以使足保持溫暖。」

《千金月令》中說：「正月不應脫棉衣，應當喝粥。粥有三種：第一種叫地黃粥，可以用來補益虛損，用鮮地黃四兩，搗碎取其汁，待粥煮至半熟時，即將地黃汁加入，再加入用布裹住的一百粒蜀椒和一片生薑，煮至粥熟時取出蜀椒、生薑，再加入一具羊腎，腎應當去其表面的脂膜，細細的切碎像韭菜葉大小，最後加入少許食鹽，即可食；第二種叫防風粥，可祛除四肢的風邪，用防風，入水煮，取汁煮粥；第三種是紫蘇粥，可以行氣通絡，將紫蘇子炒至發黃，並有香氣出時，加水研末，取其汁煮粥。」

《四時養生論》中說：「春天的三個月，每天早晨應梳頭一二百次；晚睡前，用熱鹽水洗膝以下部位，以泄風毒腳氣，避免氣血壅滯。」

（宋）周守忠《養生月覽》

二月養生法

春季的第二個月，號厭於日，應儘量使心情趨於平和，不要太冷，也不要太熱，神氣安靜，一切遵循自然法則。二月在八卦中屬大壯，意即陽氣壯大已經超過了中和的界限。體內之氣在丑時最為旺盛。

孫真人在《攝養論》中說：「二月腎氣微弱，肝氣正旺，應戒吃酸性食物，增加辛辣食物，以便助腎補肝。宜靜膈除去痰水，稍稍讓皮膚出點汗，以散發體內伏藏的寒氣。」

《內丹秘要》中說：「春天第二個月，陰氣輔助陽氣聚物而出，體內陽火剛過半，氣候均勻適當。」

《法天生意》中說：「二月之初，宜灸足三里、絕骨、對穴各七壯，以泄毒氣，夏季便不會出現腳氣沖心的病症。」

《濟世仁術》中說：「庚子、辛丑日，採集石膽治療風痰，效果最快。」

靈劍子導引中的二月導引法：正坐，雙手交叉，並爭相用力，可治肝風。再以兩手交叉掩住後頸，面部仰視，使頸部與雙手各自用力，可去熱毒、肩痛、視力模糊、積風不散等症，能調和心氣、補肝。

還有一法：雙手重疊，按在大腿上，各自用力，可除腰腎風毒之氣，對胸膈也有益處，並有明目之效。

（明）高濂《遵生八牋》

二月養生法之二

《雲笈七籤》中說：「二月二日取枸杞菜煮湯，用其洗澡淨身，能使皮膚光潔，人不病也不老。」

《雲笈七籤》中說：「二月八日日落而天色尚未黑的時候，洗澡潔身，可以使人身體輕，體質健。」

《四時纂要》中說：「二三月內天氣晴朗之日，洗去薯蕷上的土，用小刀刮去黑皮，然後又用刀削去約一分來厚的第二重白皮，放在乾淨的紙上，再放入篩中，晾晒到夜晚，收放於紙籠內，用微火烘之，第二日再晒，以乾為準。假若未乾，而天氣陰冷，即用火焙乾。薯蘂入丸散，用它的第二重白皮，依據前法晒乾，或焙為粉，對人有很好的補益作用。」

《四時纂要》中說：「二月，將百合根晒乾，搗爛用細篩篩取細粉，有很好的補益作用。」

（宋）周守忠《養生月覽》

三月養生法

春季的第三個月，萬物開始生長，自然界生機勃勃，陽氣旺盛，陰氣潛伏，此時應該早睡早起，以滋養五臟之氣。這時肝臟之氣處於潛伏狀態，心臟之氣日益旺盛，應注意益肝補腎，以順應自然界的規律。三月體內之氣在寅時最為旺盛。

孫真人說：「腎氣開始停息，心氣漸漸加強，木氣正旺，應少吃甘甜食物，增加辛辣食物，以補精益氣。要小心迴避西風，宜放鬆身體，心平氣和，以順應自然的規律。」

靈劍子導引中的補脾坐功姿勢：左右兩手輪流作拉弓搭箭之勢，以去胸中積聚的風氣及脾臟中的各種邪氣。做時要用力，做十四遍，嘴唇緊閉，心隨氣到，以便及時散發。

（明）高濂《遵生八牋》

三月養生法之二

《四時纂要》中說：「三月三日收集桃花花瓣，到七月七日用烏雞血調和，將之塗於面或身上，三二日之後，皮膚變得光亮潔白。此為太平公主美容的秘法。」

《四時纂要》中說：「三月三日收取桃葉，晒乾，搗爛用篩篩取細粉，後用開水送服一錢，能夠治心痛。」

《雲笈七籤》中說：「三月三日，用枸杞菜煮湯，然後用它洗澡淨身，使皮膚富有光澤，既不會生病，也不會衰老。」

《千金方》中說：「三月適宜進食韭菜，對心有很好的補益作用。」

《四時纂要》中說：「三月分時採尚未開放的桃花，陰乾到一百日時，與等份的赤色桑葚一起搗爛，用臘月的豬油調和，塗於禿瘡上，效果較好。」

《雲笈七籤》中說：「三月二十七日宜洗澡淨身。」

《瑣碎錄》中說：「三月將羊糞晒乾，煅灰存性，用輕粉和麻油調和，敷於惡瘡之上，又名百草霜。」

《千金方》中說：「春季月末一十八日，飲食宜少食甘味，多增鹹味之食，以養腎氣。」

《雲笈七籤》中說：「春季之月，肝臟之氣內伏，心氣旺，此時適宜於補益肝腎，以使水火相濟，不使其失常。此季不要犯西北風，不要長久處臥濕地，以免招致毒邪之氣。不要大汗後冒風，不要裸體宿於星空之下，以致生病。」

（宋）周守忠《養生月覽》

夏季攝生

立夏後的三伏天，腹內常覺寒冷，尤其禁忌下利，因其使陰氣下泄。夏天不宜針灸，只適宜使用汗法。夏至後的夜半，陰氣始生，只適宜服用熱性藥物，兼服補腎湯藥等。飲食也宜溫熱。

夏季，心火旺而腎水衰，最宜補養調息。酷熱之時不宜吃冷食。若飽食後食用，必引起霍亂。另外，生菜、茄子亦不能吃，因腹中常冷，吃這些凝滯難以消化的食品，易形成積塊。如果是寒冷傷風之類疾病的人，更須忌食。

夏天，不論年齡大小，應常吃溫暖的食物，到秋天就不會患赤白痢、瘧疾、霍亂。只要腹中保持溫暖，則這些疾病就不會發作。這是陽氣壯盛的緣故……

盛熱時宜在隱蔽處睡臥，不能在星月露天下坐臥。睡著後，特別注意不要讓人拿扇扇風……夏天不宜晚起，否則令人四肢沉重，精神懵懵不清。

夏天不要洗冷水浴，易使人生虛熱，眼目昏暗，筋脈逆厥，霍亂轉筋。常飢餓時洗髮，飽腹時浴身，以肌膚乾淨為限。洗澡後需避風。小兒也是如此。

熱氣沖上，不要用冷水洗手、洗面及淋背，漱漱口就行了，否則必患陰黃。不要當風持扇，袒胸露體，易被風邪所襲。也不要飲冷水，否則易造成癖氣、結氣及下利水穀等症。

食用熱物，出汗後可擦拭，但不要用扇扇風。不要在夜間吃東西，尤忌肉面、生冷、黏膩等物。因夏夜短，上了年紀的人，腹中常冷，或食不消化，易患腹脹、霍亂等病。

不要當風睡臥濕地，因夏季汗出較多，體質偏虛，風侵襲人體，易患風痺、手足不遂、言語蹇澀、四肢癱瘓等症……夏天洗頭次數不能太多，太多則損心，令人健忘，甚至招致風邪侵襲。每日清晨應在無風的地方梳頭一二百下，不得梳頭皮，自然可祛風明目。

（唐）劉詞《混俗頤生錄・夏時消息第四》

夏時調攝

夏季，是人的精神易於疲憊之時。此時心旺腎衰，津液變化成水，無論老少，都應當吃熱的食物，獨睡調養。

夏季，不能在潮濕以及冷石冷地上鋪草席便臥，以圖涼快。如果潮濕之氣侵入筋脈，在上部則發生面黃目赤，在下部則導致股膝腫厥等病，入裏則脘腹脹滿、泄瀉，留於肌表則頭重身疼，停積於陽分不去則使氣血壅滯，停積於陰分則使水變成有形之痰濕，使人患肢體麻木疼痛以及足膝痿軟之病……凡是用漆漆過的桌、凳，如果衣著單薄，也不要貪涼坐臥其上，讓毛竅閉塞，氣血凝滯，對人體危害不小……

夏天晒熱的凳、磚、石上面，也不能坐，恐熱毒侵入肌膚，讓人患板瘡以及生毒癤諸病。夏天日間晒熱的衣服，如果馬上穿在身上，輕則令人出汗，重則讓人馬上生病……身體如果有汗，須任其自然出透，不要馬上脫掉衣服，不要用濕布擦汗，也不能用扇子扇……

夏季，晝長夜短，白天身體困倦，需要午休。但不可在午飯之後馬上睡，恐飲食停滯，釀成疾病。須在午飯前睡，睡醒後過一會兒吃飯。如果吃過午飯，睏倦想睡，可以起來走動，或找點事做，這樣就無睡意。大渴飲茶之後，也不要馬上就睡。

（清）石成金《長生秘訣．起居部》

心臟夏旺論

心的形狀像倒掛的荷花花苞，非常纖巧。心臟的容積很小，但各個地方都能貫注，能將水氣化生為血液。

心臟重十二兩，在肺的下面肝的上面，尾鳩穴的正下方一寸的地方。顏色就像染在素絹上的絳紅色，心有七孔三竅。聰明的人，心孔透亮；一般人，只有五孔心竅通氣；愚笨人的心臟沒有孔竅，沒有智慧也不狡詐。

心是肝臟之子，脾臟之母，舌頭是它的宮闕。它開竅於耳，左耳為丙，右耳是丁。汗為心之液，腎中的邪氣入侵心臟，就會出現多汗。心在五味中屬苦，小腸是心的腑，與心相合。

《黃庭經》上說：「心部的住宅像蓮花苞，下面是練童子功丹的丹田，主要功能是適應寒熱與營衛調和，就像丹錦緋囊披玉色綾羅。」

心在五音中是徵，在五味中屬焦。人遇到不順暢的事，心裏就會焦躁，心氣通暢才能品出五味。心有病就會舌頭焦躁，舌頭就會捲起而且變短，嘗不出五味來。在五種品德中，心是禮；在五種情緒中，心是樂。

人到了六十歲，心氣開始衰弱，說話容易錯亂和健忘。心脈出自中沖穴，是生命之根本，是心神的居所，主宰心智活動。心和血脈一致，人就會面色紅潤；如果血脈虛弱，不能供給五臟六腑，那一定是心先壞死。

心在十二時辰上是巳時、午時，外面與南嶽衡山相感應，和天上的火星相通。所以心臟有風邪的人，舌頭收縮不能說話。血脈堵塞就表現為心驚。

舌頭嘗不出味道的人，是心虛弱。健忘的人，是心神離開了。說話囉唆的人，是心神混亂。常常悲哀的人，是心臟受到損傷。喜歡苦味的人，是心氣不足。面色青黑的人，是心氣虛寒。面色紅潤有光澤，聲音洪亮的人，心臟正常。肺中的邪氣進入心，表現為話多。心臟是一個精微的臟器，心有病，應當用發「呵」字音來吐納治療，以排除心中的邪氣。

所以，夏天三個月想要安定心神，則應盡忠盡孝，要有仁義之心，熄滅心中的熾火，使人心氣平和，還要遠離聲色情欲，吃些清淡的食物。站在高處遠眺，使心神舒暢，早睡早起，不要厭煩夏季白天時間長，要適應夏天正陽之勢，就可以消散暑氣。違背這些，腎臟與心臟相爭，火水相剋，心臟病就是因此而發作。

（元）**丘處機《攝生消息論》**

》四月養生法

孟夏之際天地二氣開始上下交融，自然界萬物繁茂。此時應該早睡早起，以承受天地間的清明純淨之氣。不要大怒大泄。夏季在五行中屬火，位屬南方，其聲為呼，其液為汗，動怒和汗泄都會損害元氣。

四月在八卦中屬於乾，乾即健壯，其性為陽，其象為天，表示有修養的人應該自強不息。體內之氣在卯時最為旺盛。

孫真人說：「這個月肝臟衰弱，心臟逐漸強壯，宜多吃酸性食物，少吃苦味食物，以補腎益肝，調養胃氣；不讓西、北兩個方向的暴風傷害自己；不接觸陰冷之物，以養腎水；靜心調養，以息心火；不接觸淫穢之物，以安心神；積極進取，以順應萬物生長進化的自然規律。」

《月令》中說：「有修養的人要清心寡欲，處處保護自己，不要急躁，戒除聲色之欲，無為而治，清淡飲食，內心平和，節制各種嗜欲，穩定心氣。」

《保生心鑑》中說：「五月屬火，午時火氣最旺，金氣在此時最易受到傷害。古人在這個時候總是離群索居，清淡飲食，小心謹慎，保養各臟器，因為此時火氣過旺。」

靈劍子補心臟坐功法一：正坐，突然傾斜，要盡全力如排山倒海之勢。這樣可以去除腰脊風冷之病，並疏通五臟六腑，散發腳氣，補心益氣。左右輪流去做。

坐功法二：一手按住大腿，一手向上托起如舉巨石，屏住氣息，左右兩手輪流去做，可以去除兩肋之間的風毒，治療心臟之疾，和血通脈。

四月養生法二

《雲笈七籤》中說：「四月八日，取枸杞菜煮湯，用其湯沐浴淨身，令人皮膚光澤，不病亦不老。」

《四時纂要》中說：「四月九日太陽落山時，沐浴淨身，能夠使人長壽。」

《千金月令》中說：「四月宜補腎助肺、調和胃氣，不要失去其最好時機。」

《千金方》中說：「四月不要吃蒜，傷人神，損傷膽氣，使人喘悸、脅肋氣急。」

《四時養生論》中說：「夏三月，每天早晨空腹喝少許蔥頭酒，能夠使氣血通暢。」

《四時養生論》中說：「腎虛易患風毒腳氣。人的命門在腎，夏月腎氣衰弱，若房事過度，即大傷元氣而損壽。同時，也不宜過多服用溫燥藥。」

《四時養生論》中說：「夏三月，宜用五枝湯洗澡，然後用香粉撲身，能夠袪瘴氣，疏散風熱，滋養血脈。五枝湯方：桑枝、槐枝、楮枝、柳枝、桃枝各一把，升麻葉二兩，一起用水煎煮，然後去滓溫洗，一天一次。香粉方：粟米（一斤作粉，葛粉代替也行）、青木香、麻黃根、附子（炮裂）、甘松、藿香、零陵香、牡蠣各二兩，一起杵為細末，用布作袋盛藥，洗畢撲於身上。」

（宋）周守忠《養生月覽》

《黃帝內經・素問》中說：「夏三月，晚睡早起，不要厭惡夏天日長天熱，應該意志愉快，不要發怒。」

五月養生法

仲夏之月，萬物已經茁壯成長，天地間一派生機。此時不可過於受熱，不可大汗淋漓，不要露天睡覺，否則都會導致疾病。避免受西、北二向的風邪的侵害，不要殺害各種生命。

這個月肝臟已經衰弱，神情萎靡不振，火氣漸漸強盛，水汽趨於衰微，應該注意補腎助肺，調理胃氣，以順應季節的變化規律。五月體內之氣在辰時最為旺盛。

孫真人說：「這個月肝臟之氣進入休息狀態，心臟之氣正處旺盛時期，宜少吃酸性食物，多吃苦味食物，以養肝補腎，固精保氣；應早睡早起，不要輕易汗泄。這個月尤其應該齋戒靜養，以順應自然規律。」

《保生心鑑》中說：「午時火氣旺盛金氣衰微，此時應獨睡，飲食清淡，以保養五臟。」

《養生纂》中說：「這時要靜養，不可急躁，戒除聲色，順應天時，忌房事，節制嗜欲，穩定心氣。可登高望遠，或躲進山林，以避暑熱，也可坐在亭臺樓閣的寬敞通風之處。」

靈劍子坐功法：經常將兩個手掌相合，向前方擊去，胳臂和腕關節隨之運動，如此反覆七次，可以去除心臟中的風勞之病，驅散關節內積滯的邪氣。

（明）高濂《遵生八牋》

五月養生法之二

《雲笈七籤》中說：「五月一日日中時洗澡，能使人皮膚光潔。」

《雲笈七籤》中說：「五月一日用枸杞菜煮湯，用其湯洗澡，能使人皮膚光潔，且不病也不衰老。」

《荊楚歲時記》中說：「五月五日天未亮時，採集艾葉，看到其狀似人者即採摘而貯存，用它來灸，很有效。」

《千金月令》中說：「五月五日收集浮萍，陰乾，可用它燒煙以驅蚊。」

《千金月令》中說：「五月五日，用青蒿搗石灰，到午時做成餅狀，收藏好，大凡因金刃所傷者，搓細末敷於傷口上。」

《千金方》中說：「五月五日，取鯉魚枕骨燒服，能夠止久痢。」

《本草》中說：「五月五日，日中之時，取葛根研末，能夠治療金瘡，也可治瘧疾。」

《大戴禮》中說：「五月五日，用澤蘭湯洗澡。」

《四時纂要》中說：「五月五日時採小蒜，晒乾，小蒜葉主心煩痛，解諸毒及小兒丹疹。」

《四時纂要》中說：「夏至日採無花果，可以用來治療咽喉諸疾。」

（宋）周守忠《養生月覽》

六月養生法

夏季的第三個月，萬物繁茂，天地間欣欣向榮，能奉養春夏秋冬四季。此時宜少吃鹹味食物，多吃甜味食物，以滋養腎臟。這個月腎氣微弱，脾臟之氣特別旺盛，宜少吃肥膩的食物，以便強筋健骨。

六月有修養的人應謹慎自守，體內之氣在巳時最為旺盛。

孫真人說：「這個月肝氣微弱，脾臟之氣旺盛，宜節制飲食，遠離歌舞色欲。此時陰氣潛伏體內，外面的暑氣強烈，為求一時之歡而盡情地吹涼風、吃冷食，很容易造成腹瀉。一定要注意飲食應溫軟，不要吃得太飽，宜經常飲用一些米湯和豆蔻煎熬的湯液。」

《內丹秘訣》中說：「建未之月即六月，二陰之卦即遁卦，陰氣正漸漸生發，體內陽氣正慢慢從午位離去，呈收斂和下降的趨勢。」

靈劍子坐功法：端正身體坐好，舒展手指，向上反舉三次，再向前彎曲。此法在六月十五日以後練習，可以去除腰、脊、腳、膝間的麻痺，驅散膀胱裏的邪熱之氣。

（明）高濂《遵生八牋》

六月養生法之二

《四時纂要》中說：「六月一日洗澡淨身，能祛疾防災。」

《四時纂要》中說：「六月七日、八日、二十一日沐浴，能祛疾防災。」

《四時纂要》中說：「六月二十七日，取枸杞菜煮湯，用其湯洗澡，能讓皮膚光潔，既不生病也不衰老。」

《千金月令》中說：「六月可以飲梅漿止渴。其造梅漿法：用烏梅及核仁（打碎）一起煮湯，然後用少許蜜調之即可。」

《千金月令》中說：「六月可以喝木瓜漿。造木瓜漿的方法：將木瓜削去皮，切細用湯淋，再加少許薑汁，將其沉入井中，待冷可進之。」

《雲笈七籤》中說：「夏季飲食應增加鹹味，減少甘味食物，用以補益腎臟。因為這個月腎臟氣微弱，而脾土健旺，應儘量減少肥濃的食物，多吃有助於腎氣之物，以固筋骨，一定要慎防賊邪之氣。不要洗澡後當風，不要用冷水浸手足，謹慎東來邪風犯人，以免使人手癱緩、身體重墜、氣短、四肢無力。」

《千金方》中說：「夏季月末，一十八日，少吃甜的，多吃鹹的，以養腎氣。」

《瑣碎錄》中說：「暑月不可露臥於外。」

《四時纂要》中說：「三伏天時，人宜服腎瀝湯，以治身體虛羸、五勞七傷、風濕、腎臟虛竭、耳聾目暗。組方：乾地黃六分、黃芪六分、白茯苓六分、五味子四兩、羚羊角屑四兩、桑螵蛸四兩（微炙）、地骨皮四兩、桂心四兩、麥門冬五分（去心）、防風五分、磁石十二分（碎如棋子，並洗數十回，將其黑汁去掉）、白羊腎兩個（去脂膜），豬腎也去脂膜，切細如柳條。用水四大升，先煮腎，耗水一升半，去掉上面油沫等，後去掉腎滓取腎汁，再放入諸藥，煎取八大合，絞去滓，將其澄清分為三服，在三伏日各服一劑，其補虛效果極佳，並治男子諸病。藥也可以隨人加減，忌大蒜、生蔥、冷陳滑物，清早起來空腹服。」

（宋）周守忠《養生月覽》

》秋季攝生

立秋以後，調養身體適宜用較為平和的攝調之法。春秋二季，為疾病升發欲動的時候，一定要安心靜養，依據自己的體質來進行調理。

秋季不宜用吐法及汗法，否則易導致消瘦煩渴，臟腑不安。只適宜用針灸與下利法，進食湯劑丸散，以助益陽氣。若患積勞、五痔、消渴等病，不適合吃乾飯、炙烤煎炸之物、自然死亡的牛肉、生魚肉、雞、豬、濁酒、陳腐臭味之物、鹹醋、黏滑難以消化的食物及生菜、瓜果、毒魚、膾鮓醬（切細可以久藏的醃魚醬）之類。若患風疾、冷病、痃癖之人，也不適宜吃上面這些食物。

若自知夏天吃冷涼食物稍多，到秋天患有赤白痢疾兼瘧疾，可用童子小便二升，與切細的大腹檳榔五顆，一起煎取八合，下生薑汁一合，和臘雪（冬至後第三戊日所降之雪）三分或二分，早朝空腹分為兩次服用，瀉泄兩三次。夏天所吃的冷物及膀胱停留的積水、冷膿，全部能被此藥所逐出，就不會為患了。

這是理氣湯藥，縱然是年老之人，亦可以服用它，且不會傷正氣，也不會使人虛弱，況且秋利也發生在這個時候。此湯可調理腳氣，又可調理諸氣，非常奏效。男子瀉泄後兩三日，以薤白粥加羊腎，空腹進食調補，勝過服用各種補藥。

每日晨起前，閉目叩齒二十一下，嚥吞津液。將雙手掌搓熱，趁熱溫熨雙眼，次數愈多愈好，可祛風明目。

（唐）劉詞《混俗頤生錄・秋時消息第五》

》肺臟秋旺論

肺的形狀就像懸掛著的磬，顏色像染在素絹上的鮮紅色。在五臟的上部，可以將整個胸部遮住，所以又叫華蓋。肺是氣盛的意思，就是說肺中的盛氣滯積鬱結。

肺重三斤三兩，六葉兩耳，一共八葉。肺是脾之子，是腎之母。晚上睡覺前和早上天亮時，緊磕牙齒三十六下，可以安定五臟。

鼻是肺的宮，左鼻孔是庚，右鼻孔是辛，在人的氣息中表現為咳嗽，在人身體的五液中是涕。在外形中表現是皮膚汗毛。向上通氣可以到達後腦，往下通氣可以達到脾臟。所有的氣息都屬於肺，所以肺臟是呼吸的根本，是傳送的宮殿。

肺的經脈出於少商穴，又是魄門。躺得太久會傷肺，腎臟的邪氣侵入肺臟時，就會多鼻涕。大腸是肺的腑臟，與肺相合，是傳送疏導排泄物的腑臟。

鼻是肺的宮。肺氣通暢，鼻子就能聞到香臭。肺與皮膚相對應，肺臟功能旺盛則毛髮有光澤；皮膚乾枯，毛髮脫落，一定是肺氣已經衰竭。

肺在五種品德中是義，在五種情緒中是慮。肺臟有風邪，鼻子就會塞住。臉色枯槁，是因為肺臟已乾枯；鼻子發癢，是肺臟裏有蟲；常常恐懼者，是因為七魄離開了肺臟；身體黧黑，是因為肺氣微弱。

常發脾氣，是因為肺中邪氣盛；怕冷是因為肺有勞傷，而且一般都會貪睡；喜吃辛辣之物，是因肺氣不足；腸鳴是因為肺氣阻塞；肺有邪氣，會經常笑。面容光潔像玉，則肺無病。肺有病，就用「呬」（音同斯）字吐納法祛邪，但無故做「呬」字吐納，不是好事。

（元）丘處機《攝生消息論》

七月養生法

秋季中的七月，應觀察天地之氣以激發體內的正氣；應該早起早睡，雞叫即起；放鬆形體，收斂神氣，使神志安寧。

七月，有修養的人在這個月內不能輕舉妄動，午時體內之氣最為旺盛。孫真人在《養生》中說：「此時肝和心二臟都比較衰弱，唯有肺氣旺盛，宜靜心養性，增加鹹味食物，減少辛辣食物，以益氣補筋、滋養脾胃。不要冒酷暑，也不要恣意貪圖涼快，不要出汗太多，以保存元氣。」

靈劍子導引法勢：用雙手抱住頭頸，宛轉迴旋，並不停的抬頭低頭，可以除去脅肋胸背間的風氣，以及肺臟內的各種疾病，也應該注意疏通頸部經脈，其法與正月修養法中介紹的做法一樣。

另一法：將雙手交叉，高舉過頭頂，左右搖擺十遍，可袪關節中的風氣，治肺臟之疾。

（明）高濂《遵生八牋》

七月養生法之二

《千金方》中說：「七月七日，取苦瓜瓤絞汁一合，加入一升醋，將古錢七文浸入其中，用微火煎至減半，將其汁液滴入眼瞼中，可以治療眼睛昏暗。」

《黑子秘錄》中說：「七夕日，取百枚露蜂的蛹子，放置一百天，讓其變乾，然後碾成末，用蜜調和，塗於面及身上的黑斑，可使其消散。」

《黑子秘錄》中說：「七夕日，將百合根搗爛，用新瓦器盛，密封，掛在門上，陰乾一百天，然後拔掉白髮，用藥塗在生白髮處，此後就長黑髮。」

《雲笈七籤》中說：「七月十一日，取枸杞菜煮湯，用它來洗澡，可以使皮膚光潔，不生病也不衰老。」

《瑣碎錄》中說：「七月十五日收赤浮萍，用箔箕盛，晒乾。箔箕應放於桶，以便接其滴下的水。乾後碾為末，遇到冬天寒冷之季，調服三錢，又用漢椒末散在浮萍之上，用其擦身，則熱而不畏寒。正如詩云：『不傍江津不傍岸，用時須用七月半，冷水裹面下三錢，假饒鐵人也出汗。』」

《四時纂要》中說：「七月二十五日洗澡淨身，能夠讓人長壽。」

《瑣碎錄》中說：「立秋之日，太陽還未升起時，採楸葉，將其熬成膏，敷於瘡瘍處即可癒。這種膏稱楸葉膏。」

《本草》中說：「入秋小腹多冷痛，用古磚煮汁服，主治噦氣；又將煮過的古磚在患處熨，三五次即好。」

《千金方》中說：「秋季，服黃芪等丸一兩劑，就會百病不生。」

《四時纂要》中說：「立秋後宜服張仲景的八味地黃丸，能治男子虛弱等疾，以及許多不治之疾。若長時間服用，則身輕體健，不衰老，再加上攝生養性，則可成仙。組方：乾地黃半斤、乾山藥四兩、白茯苓二兩、牡丹皮二兩、澤瀉二兩、制附子二兩、肉桂五兩、山茱萸四兩（湯泡五遍）。將上藥搗細，過篩，製成蜜丸，如梧桐子大，每天空腹用酒調下二十丸。」

（宋）周守忠《養生月覽》

八月養生法

八月之氣平和肅殺，宜安定神志，收斂神氣，多吃酸性食物以補養肝臟，不要吃得太飽，以免造成壅塞。在這個月應該注意祈禱求福。

八月風在大地上吹拂，萬物興隆昌盛。體內之氣在未時最為旺盛。

孫真人《攝養論》中說：「此月心氣衰微，肺金之氣正旺，宜少吃苦味食物，多吃辛辣食物，以養筋補血，滋養心肝脾胃。不要觸冒邪風，以免長出毒瘡，或導致痢疾。八月十八日是上天降福於人類之時，宜齋戒，心中存想吉事。」

《雲笈七籤》中說：「本月十五日，金氣正旺，適宜開採銅鐵、鑄鼎造劍。」

《內丹秘要》中說：「觀卦是四陰之卦，斗杓在本月戌時指向酉，是以月建酉。此時陰助陽功，以成就萬物，因此萬物都會縮小，這是順應這個季節的特點而出現的。體內陰氣過半，下降而入丹田，我們應該注意保護元氣，固守丹田。」

靈劍子坐功法勢：兩手握拳，捶擊膝蓋至腳跟十餘遍，捶擊時閉氣、用力。這樣能驅散胸膈滯氣，祛肋中邪氣，治肺臟之疾。做完，再叩齒三十六次。

（明）高濂《遵生八箋》

八月養生法之二

《千金方》中說：「八月一日以後，即應常用小火暖腿，勿使下身發冷。」

《四時纂要》中說：「八月三日適宜沐浴。」

《雲笈七籤》中說：「八月八日，取枸杞菜煮湯，用其湯洗澡，能使人皮膚光潔，不病也不會衰老。」

《本草》中說：「仲秋之節，肝臟氣弱，肺臟氣旺，飲食宜助肝氣，養筋健脾胃。」

《本草》中說：「八月起居有時，不要觸犯賊風邪氣，勿過食肥膩腥味之物，以免引起霍亂。」

《千金月令》中說：「八月陰氣開始漸盛，陽氣漸衰，患有冷疾之人應加以預防。」

（宋）周守忠《養生月覽》

九月養生法

秋季九月，草木凋零，萬物蟄伏，天地之氣清純，大風暴烈，不可觸冒，少吃生冷之物，以防瘟疫之患。九月二十八日，陽氣還未隱伏，陰氣已經衰微，宜服食補藥以生發體內之氣。

九月陰氣將趨於旺盛，陽氣將逐漸衰微，應固精斂神，體內之氣在申時最為旺盛。孫真人說：「九月陽氣已經衰微，陰氣太盛，暴風時起，切忌受到暴風的侵襲。不要冒犯邪風，不要喝酒太多，不可吃得太飽；宜少吃苦味食物，多吃甜味食物，以補養肝腎，滋助脾胃，保養元氣。」

靈劍子坐功法勢：九月十二日以後練習此法，可補養脾臟。兩手交叉舉至頭頂，左右分別用力相爭，可治脾臟和四肢之疾，祛除肋下積滯的風氣，增強食欲。

（明）高濂《遵生八牋》

九月養生法之二

《太清諸草木方》中說：「九月九日，採菊花、茯苓和松柏脂丸，服之，能夠延緩衰老。」

《西京雜記》中說：「九月九日，佩帶茱萸、食餌，喝菊花酒，能使人長壽。」

《呂公歲時雜記》中說：「九月九日，用菊花釀酒，其味香，且可祛頭風。」

《四時纂要》中說：「九月九日，採枸杞，將其浸入酒中飲用，能延緩衰老，不生白髮，並可祛一切風邪。」

《聖惠方》中說：「九月九日，將菊花晒乾。取一斗糯米，將其蒸熟，然後將五兩菊花末抖入其中釀酒。其釀法多用細麥麵粉，待酒熟即壓之，去掉滓，每次暖一小盞服下，可祛頭風，治昏旋。」

《雲笈七籤》中說：「九月二十一日，取枸杞菜煮湯，用它洗澡，能使人皮膚有光澤，既不生病也不衰老。」

《千金月令》中說：「九月時分，適宜於喝地黃湯。製法：將生地黃洗乾淨，用竹刀子將其切成薄片，然後晒乾。每做湯時，先用微火烘，然後碾成末，煎法如煎茶。」

《雲笈七籤》中說：「秋季，肝氣弱，肺氣旺，宜食酸味以補肝氣，助筋補氣血，以應其時。」

（宋）周守忠《養生月覽》

冬季攝生

冬季陽氣潛伏，體內有疾宜用吐法。心膈多熱，尤忌發汗，以免導致陽氣外越。宜服藥酒補藥，以迎接陽氣。睡臥之時，應先虛靜歇息片刻。若有宿疾，須自酌情調節，不一定按此行事。

冬季棉衣應稍晚一些穿，而且應逐漸加厚，不得一下穿得太暖，這點是調養的關鍵。也不可使爐火過旺，只要能驅寒就可以了。

即使天氣非常寒冷，也不可用火頻頻烘烤，這對人損害極大。手足皆與心相應，頻頻烤手，引火氣入心，令人心煩燥熱。食用的熱物及烤火時的熱氣都鬱積在心頭，因為心屬火。

涼藥不能用來治熱邪極盛的病症，熱藥不能用來治寒邪亢盛的病症。因為水流於濕，火靠近燥的緣故。凡是服用藥物，須先察看諸臟，若臟腑有不足之處，則補其不足……

也不要用火烤衣服，烤得太暖後穿在身上，對人也很不好……每天洗一次澡，以通血脈，使脈理通暢調和。洗澡時，要吃飽。夜間洗澡，浴後喝一兩盞酒便睡，但不要受風……

凡是冬天蓋的棉被、氈褥等物，稍熱就減少，寒冷則增加。諺語說：「服藥不如勤脫衣。」這話說得正確。各種疾病，必須忌食熱肉、酒、麵、火烤煎炸之物，多食可導致血脈不通暢。帶餡的麵食、餛飩，平常也不宜熱食。冬月若過食熱物，到春夏之交，必成疾病或瘟疫。

（唐）劉詞《混俗頤生錄・冬時消息第六》

腎臟冬旺論

《內錄經》上說：「腎臟在方位上屬於北方，在五行中屬於水，由北方的黑帝掌管。」腎成對地長在腰脊，重一斤一兩，顏色就像染在素絹上的紫色。

腎主管水汽的分布調度，灌注全身，就像樹之根鬚一樣。左邊的叫做腎，右邊的叫做命門，是生命元氣的府第，是死氣的廬舍。守護得當，腎氣就得以保存，濫用就會導致枯竭。

腎是肝之母，肺之子。耳是其宮。先天造就了腎，流動的氣血在腎發生變化而形成精，精氣的流動往來則成為神，神就是潛藏於腎臟的情智。

左腎屬於壬，右腎屬於癸。腎在十二時辰中是子時、亥時，在氣息中為吹，在人身體的五種液體中是唾液，在形表現為骨。站立時間長了會損傷骨骼，也就是損害了腎臟。也可反應在牙齒上，牙齒痛是因為腎臟受損。脈絡通於上焦，在中焦汲取營養，捍衛於下焦。腎中進入邪氣，導致多唾。膀胱是津液的府第，可以使頭髮富有光澤。

《黃庭經》中說：「腎是玄闕圓，隨時變化著盈缺，其內上玄童子，主諸臟腑之九液源，與兩耳和各種液津相呼應。」腎在五音中是羽，在五味中是鹹，在五種臭味中是腐。心中的邪氣進入腎，就會厭惡腐爛的氣味。

男子到了六十歲，腎氣就會衰弱，頭髮變白，牙齒鬆動；到了七十歲，身體就會困頓疲乏；九十歲時腎氣枯竭。骨骼萎縮無力，不能起床，一定是腎氣已經衰竭。

腎有病，就會出現耳聾、骨萎。腎與骨相應，能榮養毛髮鬍鬚。

骨骼痛，是因為腎已虛；牙齒多損害，是因為腎氣衰弱；牙齒脫落，是因為腎有風邪；耳朵痛，是因為腎氣壅塞；多打呵欠，是因為腎受了邪氣。

腰不能伸直，是因為腎氣已乏；面色發黑，是因為腎衰弱；臉色紫而且有光澤，說明腎無病；骨節鳴響，是因為腎臟虛弱。肺臟中的邪氣進入腎臟，常會不斷的呻吟。

腎臟有病，應當用「吹」字吐納法以瀉其邪氣，用「吸」來補充。腎在五德中是智。腎氣積滯，應當用重「吹」法使其逐漸通暢。腎虛的人會夢到在黑暗的地方，看見婦女、和尚、尼姑、龜鱉、駝馬、旗槍，或自己披掛兵甲，或在山林裏行走，或者坐上小船在溪水裏划行。

冬天這三個月，天地之氣都處於閉塞狀態，萬物隱伏躲藏，人們要謹慎，節制嗜好欲念，停止聲色娛樂，使陰陽安定，不讓陰陽競爭，才能保持生命力，這才合乎天道。

（元）丘處機《攝生消息論》

冬時調攝

冬天的三個月氣候嚴寒，水結為冰。此時血氣也凝澀，最應當固守元陽，以養真氣。冬天的居室應當嚴密、溫暖、乾淨，衣服應當輕軟，要用棉布裹肚腹。

冬季應早睡晚起，以避寒氣。早晨應當少量飲酒，稍後再喝粥。炙烤煎炸等燥毒之食物，更應當少吃或不吃。冬天氣候寒冷，陽氣潛伏在內，已自鬱結生熱，如果再穿熱厚的衣服，在火旁飲酒，則陽氣亢盛，春夏之交有可能會發生時行熱病。

老人骨質疏鬆，肌膚清冷，易受風寒的侵襲。如果衣服穿得貼身，則全身溫暖，血氣自然流通，四肢和暢。冬天宜在棉襖外面緊繫棉暖腰，這樣會更溫暖。暖腰要做得四、五寸寬，可以繞腰三層，短帶內要裝入棉花。

冬天老人因衰老而畏寒，可用錫做的壺（式樣像小枕頭，下面呈長方形，上面呈長圓形，中間有一小口，有蓋），加入熱水，用布囊緊包壺外，以保溫。睡前用被包住盛水的壺，臨睡時特別暖和，又可以用它來溫暖雙足，且遠離火氣，無火毒之薰蒸。

十月養生法

孟冬十月，天地之氣閉藏，水結冰、地凍裂，此時應早睡晚起，等到天亮才起床，以使體內之氣溫暖通暢。不要過度發汗，不要冒冰雪外出，應注意溫養神氣，不要讓外邪內侵。

十月，以服健為正，因此有修養的人應當安於正道，以順應季節的變化。體內之氣在酉時最為旺盛。

孫真人在《修養法》中說：「十月心肺都比較衰弱，腎氣強盛，宜少吃辛味與苦味食物，以保養腎氣。不要損傷筋骨，不要出汗，不要隨便用灸法，以免導致血液枯澀，津液運行不暢。十月十五日靜養心神較為吉利。」

《內丹秘要》中說：「十月是大陰之月，此時萬物都已歸根復命，人體內陰氣已是極度旺盛，寂然不動，反而較為安靜。此時應該目垂簾，內心想像著神光照射在肚臍下三寸處的坎宮。等夜氣未盡之時，應凝神聚氣，端坐片刻，稍後神氣回到坎宮，陽氣自生，積成一點金精。所以說陽氣的萌生並不是在十一月，而是在十月，陰氣達到了極限後，陽氣就會產生，這是煉製丹藥應該掌握的根本。」

人體內的元氣也有升有降。元氣於子時在腎臟中產生，這時天地間一陽初動，接著陽氣也開始擴大，這就是卦象中的復卦出現了。自此，元氣漸漸升至泥丸，午時又從泥丸下降到心，戌亥之時又慢慢回歸於腹。這就是所謂的天地六陰趨於極限，百蟲閉藏，草木歸根，萬物寂然不動，也就是坤卦的特點。

靜極必動，如此循環往復。坤卦和復卦也正處於這種動與靜的交替之間，即亥時末、子時初。因此，《陰符經》說：「自然法則的根本在於靜，所以天地萬物才得以生發。」養生的人應該順應季節的變化。坤、復二卦的陰陽交替之功，正是產生在十月之間。

靈劍子導引法勢：兩手交叉，然後用一腳踏住，可疏通腰腳部的經絡，祛除冷痺、膝蓋疼痛等疾病。

另有一法：端坐，用手指緩緩扳腳趾，並搖動，左右各做五至七次，可治腳氣、各種風氣以及腎臟各毒氣。這種方法可消除因走遠路而腳痛不安，長期堅持效果會更好。

（明）高濂《遵生八牋》

十月養生法之二

《四時纂要》中說：「十月一日適宜沐浴。」

《雲笈七籤》中說：「十月十四日，取枸杞菜煮湯，用它洗澡，能使皮膚有光澤，人不生病也不衰老。」

《雲笈七籤》中說：「十月十八日，雞初鳴時洗澡，能讓人長壽。」
《太清草木方》中說：「十月上旬，採槐子服之。槐為補益虛證的上品，可去諸疾養神。」
《太清草木方》中說：「十月宜喝棗湯。製法：大棗去皮與核，放火上反覆炙烤，待其出香味，然後將其煮湯服下。」
《千金方》中說：「冬天飲藥酒兩三劑，到立春時止，終生如此，則百病不生。」

（宋）周守忠《養生月覽》

≫十一月養生法

十一月正是寒氣正盛的時候，這時不要受寒受凍，不要用大火烘烤腹部和背部，不要輕易發洩體內積藏下來的元氣，以順應天地陰陽的變化規律。

十一月陰氣在下面湧動，正處於上升狀態。有修養的人應靜養以等待陽氣的生發。這個月戌時體內之氣最為旺盛。

孫真人在《修養法》中說：「十一月腎臟正值旺盛時期，而心肺衰微，宜多吃苦味食物，不吃鹹味食物，以補養肺胃。關門閉戶靜心調養，以待陽氣的生發，使身體得到長期護養，以保全生命。」

這個月一陽來復，陽氣開始生發。人體內的陽氣也開始湧動，只是力量微弱，不要放縱也不要束縛，應溫柔適度地使其壯大。就像火種置於鼎內，稍微打開頂門，一會兒就會熊熊燃燒起來，以至煉出真鉛。此時天地之氣在箕斗所處的東北之方，也是火氣形成之地。

靈劍子導引法勢：一手托住膝蓋，另一手反折抱住頭部，前後左右用力轉動，堅持做三至五次。可除骨節之間的風氣，使血脈暢通，並治療膀胱和腎臟等疾病。

（明）高濂《遵生八牋》

十二月養生法

十二月天地之氣閉塞，氣候異常寒冷，陽氣潛伏於內，陰氣施行於外，萬物伏藏，這時應注意避寒就暖，不要大汗淋漓，以助養胃氣；不要過於溫暖，也不要頂風冒雪；可稍加宣洩，不可大補。陽氣處於靜息狀態，所以不可觸冒風邪，不可損傷筋骨。

十二月，體內之氣在亥時最為旺盛。

孫真人說：「這個月脾土之氣旺盛，腎水之氣被土克制而不行，宜少吃甘甜的食物，多吃苦味的食物，以補心助肺，調理腎臟。不要冒霜頂雪，不要傷津發汗。十二月初三這一天，應該齋戒靜坐，焚香養道，最為吉利。」

靈劍子導引法勢：將兩手向上極力聳起，反覆三至五遍，可祛脾臟之疾。如果脾臟仍感不安，可採用春季導引法。

（明）高濂《遵生八牋》

十二月養生法之二

《雲笈七籤》中說：「十二月一日宜沐浴。」

《本草》中說：「冬季月末一十八日，少食甘味，適當增加鹹味，以補養腎氣。」

《雲笈七籤》中說：「冬季應就溫避寒，不要使全身大汗淋漓，以保養胃氣。不要過暖，不要冒犯大雪。這個月肺氣微，腎氣旺，應少吃鹹味，多吃些苦味食物，以養其神，宜小宣不能大補。這個月陽氣弱，水汽獨行，謹防邪風傷人筋骨，不要亂行針刺，避免導致氣血運行不暢，津液停而不運。」

《雲笈七籤》中說：「冬季不要吃豬肉，以免傷人神氣；不要吃被霜打死的果類和菜類，以免使臉色晦暗；不要吃熊肉，以免傷人神魂；不要吃生椒，以免傷人血脈。」

《齊人千金令》中說：「臘月取青魚膽陰乾，如患咽喉腫痛及骨梗喉，即用魚膽少量，放入口中含嚥即癒。」

《雲笈七籤》中說：「十二月三十日，取枸杞菜煮湯洗澡，能讓皮膚有光澤，人不患病，也不衰老。」

《呂公歲時雜記》中說：「除夕之夜，在空房中堆放皂角，讓其燃燒，不要把煙放出，讓人流出眼淚為度，能辟除疫氣。」

（宋）周守忠《養生月覽》

第三：養性

省心

六淫（即風、寒、暑、濕、燥、火）之邪，是來自於外界的致病因素，一定要經過調理保養才能除去。至於七情是由內動引起的，非調理保養所能解決的了。其中的喜、怒之情，還可以解脫放下。如果遇上憂、思、悲、恐、驚這五情就更難遏制了。唯有讓心先安定下來才能使七情平定。那麼，如何使心安定下來呢？回答說：「安命。」

只要人的心裏有所欲望的時候，往往欲望會先在夢中出現，這就是妄想會導致心裏迷惑混亂的證明。大多數老年人都經歷過很多事，即使是可娛可樂的事情，在他們看來其滋味也不過如此。追憶過去的事情就恍若夢境一般。所以，老年人不能有妄想，也不需要有妄想，心情安逸則情緒平穩。

人老了，閱歷多了，看慣了世情世態，心衰面容枯槁，這個時候還有什麼可求的呢？諺中說：「求別人不如求己，呼牛不如呼馬，也可以聽從人的意願。」不要因為一點小事就介意。稍稍介意就會生氣，生氣就會傷肝，對別人有什麼損傷呢？只是白白損傷自己罷了。

非年輕人就不要再去年輕人的熱鬧場所了，如果不見機而退，只會招來別人的憎惡而已。可以約數位老朋友，對坐閒談，偶爾談一些世事，不需要討論是非長短，謹慎出言，也是為了安定心氣。

《論語》中說：「及其老也，戒之在得。」財和利這一關，似乎很難打破，但是想一想，一生中剩下的日子已不多了，即使堆金積玉，又有什麼用呢？不過讓你恣意揮霍，反而會弄得沒錢養老，老了還要想法賺錢，這又是最苦的事了，所以「節儉」兩個字，始終不能忘。

穿衣、吃飯是養生的兩件大事。如果認為只有購買到珍異的東西，才是所謂的對身體有益，這不是徒勞地增加煩擾嗎？食物只求滿足心之所欲，如果心欲淡泊，雖是肥甘厚味的食物也不會感覺可口；衣服只求舒服合體，否則就是華麗的服飾，但不合體，穿上它，行為舉止就會顯得拘束。因此，食用如意的食物，穿合體的衣服，這就是養生的妙藥。

一切請他人代勞的事情，事後只要察看一下結果就可以了；如果有的事情必須親自去處理，應該果斷地去處理；也有一些可暫且放在一邊的事，就果斷地放在一邊。果斷地處理是為了求得安心，放在一邊也是為了求得安心。既不處理，也不擱置，整天牽掛著這些事情，就會很勞神。

老年人肝血逐漸衰弱，做事未免性情急躁，如果旁人不及時回應，則會更加急躁，終究還是無濟於事，每當此時應該用一個「耐」字來處理。凡事都有一個自然的規律。血氣不妄動，神色也就平和，這樣既能養身又能養性。

年紀大了，就會牙齒掉落、眼睛昏花、耳聾、步履蹣跚，這是生理的自然規律。如果為此而悲哀嘆息，只是徒勞地增加煩惱而已。人活到這樣的高壽是多麼不易。活到這樣的高壽，慶幸都來不及，又有什麼埋怨不滿呢？

高壽為五福之首，既然稱為老，也可稱得上高壽了。更何況衣食無憂、悠然自得，其福緣也很深厚啊。人世間境遇有什麼規律呢？進一步去想，終究沒有是全如人意的；

退一步去想，自然會有餘樂。《道德經》中說：「知足不辱，知止不殆，可以長久。」死後的最後論斷和生前眾人的議論，只要沒有聽到、沒有看到，那麼好壞都是一樣。然而只要活著一天，就一定不願意讓別人詆毀自己，死後也是一樣。所以君子痛恨一輩子名不相稱，並不是追求「名」。

平時經常把「名」字放在心上，則自然能夠謹慎從事，不至於招來別人的詆毀。否則即使年至百歲，得享天年，死後也只會與草木同腐。《道德經》中說：「死而不亡者，壽！」說的是高壽不僅僅是在年齡。

（清）曹庭棟《養生隨筆》

仁者壽

魯哀公向孔子問道：「有智慧的人長壽嗎？有仁慈之心的人長壽嗎？」

孔子說：「是的。人有三種死亡的原因，並不是命該如此，而是咎由自取。一是生活起居沒有規律，飲食不節，勞逸過度，體內生痰而將他殺死；身為臣子卻冒犯君王，貪得無厭不知收斂，國家的刑罰就會置他於死地；以少犯多，以弱欺強，憤怒暴躁又自不量力，這樣下屬就會把他殺死。這三種情況都是死於非命，是他們自己造成的。那些有智慧而又仁慈的人，有美好的德行，言行舉止合乎禮義，喜怒哀樂自有規律，對性情沒有任何損害。這些人能得以長壽，不也是應該的嗎？」

《孔子家語》

守口訣

守口如瓶，這是古訓。它不但能夠蓄養自己的德行，還有助於長壽。整天喋喋不休，會消耗太多精氣，說欺騙詆毀的話語會動搖自己的心神。因此，不如安安靜靜，少說話，尤其是少說謊話和詆毀別人的話，以保養真氣。

（明）孫文胤《丹臺玉案》

和與安

蘇軾曾向吳子請教養生之道，得到兩個字，一是和，二是安。

什麼叫和？蘇軾說：「你沒有看到自然界有嚴寒和酷暑嗎？冷熱到了極限，可以把皮膠折斷，使金屬熔化。而一般的東西卻並不怕寒熱，是因為冷熱對它們造成的影響很小。冷熱的變化是在白天或夜裏發生的，往往在瞬息之間就變化幾次，而人們一般感覺不到，其原因是變化很小，比較溫和。如果突然之間由冷變熱，或由熱變冷，那麼人早就死了。」

什麼是安？蘇軾說：「我曾從牢山坐船過海，到達淮水時遇到大風，船上的人隨著風浪上下顛簸，如同踏上車輪向前滾動，以致眩暈迷亂，無法控制。而我的飲食起居卻和平時一樣，這並不是我有什麼奇異的法術，而是不與風浪鬥爭，聽其所為。

凡是導致我生病的，並不是外界的事物。飯菜中有蟲蛆，看到的人無不嘔吐不止。沒有看到而吃下去的人卻不曾嘔吐。請觀察一下嘔吐和不嘔吐的原因。

說是山珍海味一定會嚥下去，說是糞便汙穢一定會唾棄。這兩種東西我都不曾接觸，怎會嚥下或唾棄。這種現象是因為物呢，還是因為我們自己呢？如果知道原因在於自己，那麼即使接觸到這些東西，而不改變態度，這便是安的最高境界。

對外界事物安然處之，外物對自身的影響就很輕微，內心平和就會順應外物的變化。外物的影響輕微，內心順應外物的變化，養生之道就完備了。吳子是古代那種安靜的人，他對事物的觀察細緻入微。因此，我私下把他的話記錄下來，以便隨時學習。」

（宋）蘇軾《蘇軾文集》

≫養生三寶

老子養生有三件寶貝，他很看重並堅守它們：其一為慈祥，其二為儉約，其三是不敢做天下人的帶頭人。慈祥所以能勇，儉約所以能大，不為天下先所以能為萬物之長。現在捨慈而取勇，捨儉而取廣，捨後而取先，這是走上絕路啊！

（春秋）老聃《老子・六十七章》

上善若水

最高的善如水，水能使萬物得利，而不與它物相爭奪。願處眾人所不喜愛的地方，這便合乎道理了，接近修養的最高境界了。所處趨低下，所思好幽深，交往重仁愛，言淡守誠信，修正有條理，辨事求效果，行動合時機。因為不爭奪，所以無怨恨。

（春秋）老聃《老子・八章》

心如止水

禪師談養心之法時說，內心要保持潔淨，如明鏡一般，不要讓它受到汙染；又要保持安靜，如平靜的水面，不要讓它泛起波浪。這和朱熹所說的學者要時常提醒自己注意養心，不可忽視，就像光天化日之下各種邪魔鬼怪都躲藏起來一樣。

又說眼睛不要亂看，耳朵不要亂聽，口中不要亂說，內心不要亂動。惱怒喜愛、是是非非都棄置一旁；未發生之事不去多想，事情已發生就不必過於擔憂。事情留不住，就聽其自來，任其自去。憤怒恐懼與喜悅憂愁，都要正確對待，這是養心的關鍵。

（清）沈復《浮生六記》

》心存善意

天地間的萬事萬物，只有善良才可以感動上蒼，得到神靈的保佑。只有善心才可以延年益壽，從而不使生命過早的夭折。

人們的倫理道德，像忠孝、節義，均須謹慎而持久的遵從，要用善行施恩惠於他人。即便是一念、一言、一事，先應當仔細想一想，這一念頭是否有利於他人？這句話、這件事是否會損害他人？有利於人的，就毅然去做。如果對人無益反而損於人的，這種念頭勿起，語不要說，事情不要做，時刻反思自責。

大概只要自己的本念無惡，即橫來直去，總是行善事。人邪我正，人惡我良，人生事，我息事，人害人，我為人，誠心實意，好像神靈就在面前。此人縱有凶災夭折之危，天地之神靈也必暗中加以保護。一個「善」字，可以說一生受用不盡。

（清）石成金《長生秘訣・心思部》

》棄絕世事

通曉養生之道的人，不去拼命追求自身所做不到的事情；把握命運規律的人，不去無謂地追求自己的智慧所無法達到的東西。

養形首先必須有物質條件作為基礎。有充分的物質條件而不養形的，大有人在。生命首先不能離開形體，有的人生命雖然未離形體，但本身卻像死了一樣。

生命的誕生不可拒絕，生命的消失也無法阻止。悲哀啊！世上的人以為只要養形便足以保存生命，而養形卻仍然不足以活命，那麼世人為何又要去養形呢？

雖然不值得去做，卻又不能不做，大概有不能不做的原因吧！如果不想養形，則不如棄絕世俗之事。棄絕世俗之事形體就不會受勞累，這樣才能做到心正氣平，從而與自然相生相長。能與自然相生相長，也就接近養生之道了！

真值得棄絕世事、遺忘生命嗎？棄絕世事，形體就不會勞累；遺忘生命，精神就不會虧損。形體無傷、精力充沛，便能與自然相合……形體與精神無損，便稱得上隨物而化。

（戰國）莊周《莊子》

內外兼修

植物之中，各有所長，有以花取勝的，有以葉取勝的。以花取勝的，葉子就沒有可取的地方，像累贅一樣，比如葵花、蕙草這些就是。以葉取勝的植物就可以沒有花，不是沒有花，葉子就是花，是造物主將花的風神色澤，都歸到葉子上了。不然的話，葉子的本色是綠色，要是把它當成葉子，讓它長成綠色就可以了，為什麼還要長成紅色、紫色、黃色和綠色呢？

像老少年、美人蕉、翠雲草這幾種，五顏六色的，難道是用來愉悅觀賞者的眼睛嗎？就算長成青色綠色的葉子，也不像有花的草本植物的葉子，而是另有一種美觀的姿態。

由此可知，樹木的美，不一定在花，就像男子的美，不僅僅在於有才，而女人的醜，不一定因為沒有姿色。看花讓人懂得去修飾容貌，而看草懂得的是人要修飾的不僅是容貌了。

（清）李漁《閒情偶寄》

≫養性之道

思想上嚴格要求，行動上力求高尚，脫離並摒棄世俗，高談別人的怨恨和誹謗，這僅是為了表現自己的清高，是隱居於山谷不滿於社會現實又自命清高的人的信仰。

仁義忠信，恭儉推讓，只是為了修身而已，這是使社會安定太平，以教育者自居，一會兒到處遊說，一會兒又定居講學的人的信仰。

講功勞，重名利，重視君臣禮儀，嚴格區分上下等級關係，表現出自己治國的才能，這是推崇君主、維護君權，使國家強盛，致力於開拓疆土兼併諸侯國的朝廷命官的信仰。

閒居湖澤，保持曠達的心境，垂釣賦閒，表現出無所為，這是江湖之士，超脫社會，閒暇的人的信仰；注意呼吸節奏，吐故納新，像熊一樣伸長脖子，像鳥一樣伸展身體而進行鍛鍊，是為了導通氣血、柔和肢體、延壽、養形，這是研究長生之道的人的喜好。

如果在思想上不嚴格要求自己就能做到清高，不講求仁義就能做到修身，不追求功勞和名利就能治理國家，不閒居江湖就能獲得曠達的心境，不導通血脈、柔和肢體就能做到長壽；沒有什麼使自己刻意去忘掉，也沒有什麼讓自己刻意去佔有，淡然無謂而什麼都做到了，這才是符合自然的規律，是聖人的德行。

所以說「安靜淡然，空虛無物」是自然的準則、道德的本質。聖人寬容，與外物沒有矛盾，沒有矛盾就是安靜淡然，無憂思，邪氣不能侵襲，所以德性完善，精神飽滿。

感知後才有思考，施加外力才會有運動，本性出於自然，智慧和習慣都屬於後天人為，凡違背天理的都應該拋棄。這樣就不會有天災，不被物所役，也無人世的是非與罪責。

把生看得很輕，把死亡看得很平淡，無思慮憂鬱，不去圖謀，無心顯露自己，順其自然，就能安然入睡，無憂無慮，精神飽滿而不疲倦，虛無恬淡，這才是符合自然的規律。

所以，悲、樂、喜、怒、好、惡是道德的過失。心中沒有憂愁和快樂，就是德行的最高境界；堅持純一之道而不動，一切無心，就是高度靜的境界。一切順從，虛懷若谷，不與外界事物交往，非常淡泊，與外界沒有絲毫的抵觸，就是非常純的境界。

形體勞累而不休息就會生病，精神使用不停就會疲勞，疲勞就會引起精神枯竭。水的性情，是清而不含雜質，不動就一平如鏡；水不流動就會腐臭混濁，也可以說不能清，這就是自然規律的反應。所以，純粹而不含雜質，靜一而不改變，淡然無為，動而遵循自然規律，就是養性之道。

《莊子・刻意》

萬善之本

上天本就喜愛生命，所以應愛惜生命。人如果想長壽，就必須戒除殺生。這幾句話是出於佛之口。聖人說過：「仁慈的人長壽。」

要知道，無論是人還是其他生命，都應該倍加愛惜。因為，仁慈惻隱之心，才是萬善之根本。所謂的再小的生命也要倍加愛護，這才是長壽的根本。

（清）石成金《傳家寶》

淡泊名利

有被功名所困擾的，誰沒有飛黃騰達的念頭？誰沒有功成業就的期盼？已經達到目的的，則擔心不勝其任；沒有達到目的的，則終身不能顯達而屈居賤役，或受寒窗燈下苦讀之苦；有的人對功名望眼欲穿，有的人因回憶今昔榮枯的不同而致肝腸欲裂，甚至焦急思慮心切，竭盡全力奔波，榮華依然遠得不見蹤影，卻很快殞命於九泉之下。

慨古傷今，枉受名利引誘，因湮沒無聞而使浩然之氣受到壓抑的人，不知又有多少啊！

（明）張介賓《景岳全書・傳忠錄・天年論》

虛靜恬淡

從前，有人向凌恆達請教保養生命的要訣，凌恆達說：「形體是由氣血構成。靈丹妙藥無非就是一些草木金石。如果人的氣血已經衰敗，利用草木金石又怎能保得住性命呢？只有內心虛靜恬淡，寂寞無為，則天地清靜安寧，萬物生長發育，這才是真正的靈丹妙藥，保全生命的秘訣。」

有一次，白居易見到圓修禪師坐在松樹上休息，便說：「師傅請注意，樹上危險。」

禪師說：「太守危險。」

白居易問：「弟子身處高堂之上，有什麼危險呢？」

禪師說：「你受到心火的煎熬，明知前面有人生的大風大浪卻又不立即停止，難道不是很危險嗎？」

白居易這才心服口服。禪師的一番話對世人實在是極好的一聲棒喝，令人膽戰心驚。可嘆的是世人竟充耳不聞，能把他們怎麼樣呢？

人的嗜好和欲望少了，那麼內心自然趨於安靜。那些居住在深山劣谷中的人，大多都很長壽，這就是由於嗜欲少而內心寧靜的緣故。

墨子說：「人不是沒有安居的場所，而是沒有安定的心態。不是沒有足夠使用的錢財，而是不知足。」因此，如果能保持內心的安定，能知足，即可受樂無窮。只有安寧清靜，才可以培養福氣；只有知足常樂，才可以享福。

（清）石成金《傳家寶》

》完善本性

《千金方》上說：「修身養性就是要養成良好的習慣，逐漸形成性格，以完善人的本性。人的本性得到了完善，自然會做善事，不用學習也可知道很多道理。」

修身養性有成以後會自動為善，會百病不生，禍亂災害也不會發生。其實，這些都是修身養性的必然結果。修身養性，就是所說的「治未病」，即未病先防。

養性並不僅僅是服食餌藥、吐納練氣，更重要的是，要在日常生活中培養自己的善心、善行。如果自己的德行非常好，所有的行為都無過錯，即使不服食餌藥也可延年；如果自己的德行不好，就是有靈丹妙藥，也不能使壽命變長。

所以，夫子說：「真正懂得養生的人，其心中無所畏懼，這就是因為他品德高尚，所以心裏非常坦然。」這哪裡是只想藉由服食餌藥而祈求延年的人所能實現的呢？

《文子》上說：「養生最重要的是養神，其次是保養形體，神清氣爽，意志平和，全身舒暢，這是養生的根本。使身體肥胖，飲食無節制，恣情縱欲，是最不懂得養生的。」

《神仙圖》中說：「養生的方法，就是要經常注意自己的行止坐起、飲食臥息等，要使一舉一動都符合德的要求，晝夜不忘保全精氣神，使之不離身即可長壽。」

（宋）日本人丹波康賴《醫心方》

》清心寡欲

心是萬法之宗，一身的主宰，生死的根本，善惡之根源，關係到一個人的疾病和健康。

如果某種意念在內心萌發，則各種意識便轉向身外，不向善就會導致五內顛倒，大病纏身；如果內心澄淨，各種災禍自然消除。

孟子說：「調養內心最好的辦法是寡欲。」所以，一旦為妄想所累，即使神仙也幫不了。心思端正，鬼神也會害怕。

（清）石成金《傳家寶》

》守善勿失

堅持善道不要丟掉它。如果一味追求邪淫，人體的津澤就會減少。既然懂得發展到極端是危險的，就應回到加強道德修養的正道上來。

如果在形體之內保持一顆盡善盡美的心，其好處就會明顯地表現出來。它能使人形體、容貌安詳和藹，表現在膚色上則潤澤而充滿生機。

（春秋）管仲《管子・內業》

》以善養生

遵循善的準則，用以理氣、養生，就可以在壽命上追承彭祖。

（戰國）荀況《荀子・修身篇》

心存安樂

會享福的人才能享福。不會享福的人，雖有多福就在眼前，也不能覺察而徒然虛度。就像今日，天下太平，歲歲豐收，身不寒，腹不飢，此即是上蒼賜予百姓的福氣。再加之身體安康無事，則更是幸福無涯。

要知此時此際，有在風雨煙塵之中四處奔波，浪跡江湖，勞憂不停之人；有臥病在床而痛楚呻吟，醫藥也無以救治之人；又有慘遭訟獄刑傷之人；還有飢寒交迫，借貸無門，血汗勞苦，四肢不寧，遭遇火災，遇盜逢奸之人。種種苦惱，要設身處地與他們相比較，則像今日無災無難，難道不是像神仙一樣嗎？難道不是極有福氣之人嗎？

人的一生，沒有不遭遇逆境的，應當將過去的逆境與現在的樂境相比，即生出無限的快樂，一生的幸福就到了。

人如果知足，即便貧如乞丐，賤似奴婢，也會安然自在且有無窮的樂趣。人如果不知足，雖富可敵國，貴為天子，則其心中仍想圖謀爭占，憂慮不止，得隴望蜀，有東想西，以有限的精神，去追逐無窮的嗜欲。雖然處在極樂的環境中，自己反生出許多苦惱。

總的來說，需要就事論事，尋安樂則安樂自至，切不可以認為自己虛弱的身軀如同鐵石一樣堅固，而窮思極慮，日夜損耗。

閻非臺先生，曾有兩句話，確可作為養生延壽的妙法。他說：「進一步想，有此而少彼，缺東而補西，時刻過去不得；退一步想，只吃這碗飯，只穿這件衣，俯仰寬然有餘。」上句說的是不知足的苦境，下句說的是知足的樂趣。

古人說：「他騎駿馬我騎驢，仔細思量我不如；回頭看見推車漢，比上不足比下有餘。」將此四句話畫一軸圖畫，掛在書房，每天觀之，樂趣無窮。

每遇到不如意之事，就將其與更痛苦的事相比較，則自然心中坦然大樂。如果總是想著勝過自己的人，勝自己的事，則自然會增加許多憂苦。

（清）石成金《長生秘訣・心思部》

》心存仁厚

只要人內心仁慈寬厚，就一定能延長壽命；如果過於刻薄，則導致短壽。

就像過去的各種器皿，當初製造的時候力求堅固厚實，唯恐使用時失手跌落而有破損，所以這些器皿流傳年代很久。而如今的各種器皿，只求製造得很單薄，越單薄就越是昂貴，人人還爭著去買，使用時失手跌落容易損傷，甚至有時兩手稍一用力，就會造成破裂。

透過這兩種情況，就能明白為什麼有的東西能長久存在下去，而有的卻不能長久存在下去。明朝萬曆、隆慶年間的瓷器，至今仍有很多，都很厚實，相比而言，恐怕今天的瓷器難以保存長久。

只是在仁慈和寬厚之中，首先是要仁慈，一切陰險惡毒之事都不要做，即使蟲蟻這樣微小的生命也不要去傷害，這就是長壽的根本。能做到這一點，如果再加上注意保養，那絕對就會長壽。

（清）石成金《傳家寶》

自事其心

能固守自己本性的人，哀樂不容易改變其心境。知道事情無可奈何而安於命，這便是德性的極致了……按照事物的實際情況去做而忘記自身，哪有工夫去貪生怕死呢？

（戰國）莊周《莊子・人間世》

≫淡然處之

《老子》中說：「人的壽命以百年為限。注意調養的人，可年逾百歲，這與蠟燭燃燒的道理一樣，火苗小燃燒時間長，火苗大燃燒時間短。眾人大聲說話而我小聲言語，眾人多煩惱而我少憂慮，眾人驚恐暴怒而我不急不躁，不因世間俗事費心勞神，心情淡泊無所追求，精神氣血自然會處於飽滿狀態，如此處世方法可視為長生不老之藥方。」

《莊子》中說：「珍視生命的人，即使富貴卻不會因飲食而傷害自己的身體，即使貧賤卻不為一絲私利而勞累自己的形體。當世之人，尤其擁有高官厚祿的人，都未能如此。」

古書中說：「不懂養生之道的人，放縱自己的心智，背逆人生的真正樂趣，不惜犧牲精力去追求智慧技巧，常患得患失而招致憂慮恐懼，為講究禮節而不辭勞苦，為錢財私利而葬送性命。如果不杜絕這四種情況，就會勞累心神。」

陶隱居說：「世間萬物只有人類聰明高貴，百歲光陰猶如一次旅行轉瞬即逝。自己如不留心修身養性，疾病痛苦難免成為終生牽累。」

（元）李鵬飛《三元參贊延壽書》

困於財者

有的人被錢財所困擾，只知道錢財可以養命，哪知錢財也可以殺人。所以那些卑鄙吝嗇的人，每每招致災禍，因保管疏忽而招致盜竊；奔波不已者，常致精力耗竭。貪得無厭的人，常忘掉自身性命，只顧利而不顧義，親生骨肉也相互殘殺而搜刮財物；榨盡百姓，費精力流血汗去積累財富，從而招致百姓的怨恨，最終導致身敗名裂。錢財積久則化為精怪而為災禍作祟，爭財則會導致囊中空，災禍生。凡是受利欲危害的人，又不知有多少啊！

（明）張介賓《景岳全書・傳忠錄・天年論》

》養性秉中和

有人問道：「有修養性情的方法嗎？」

回答說：「修養性情要保持中正和平，並要終身固守這一原則。」愛奉雙親，愛好美德，愛養氣力，愛護精神，這叫做「嗇」。若未能做到這些，就會導致情志抑鬱，做過了頭就不能保持淡泊平和。所以，君子要調節氣的宣洩，不可讓其壅塞；氣機滯塞，運行失常，一晝夜的時間即可導致生病。

所以，喜怒哀樂思慮這些情感都要適度，這是涵養性情；冬與夏、盈與空、消與息也必須都能適得其所，這是護養精神。

善於治氣的人，猶如大禹治水，運用導引之法使氣蓄積運行於全身臟腑之內，一過頭就失去中和，這種養性之法可以治療疾病，但都不是最佳的養性之術。

屈曲是為了伸展，蓄積是為了虛靜，實於內是為了發於外。氣當宣洩時而將它遏制，身體當調正時卻使它偏斜，精神當平和時反使其緊張，肯定會失去中和的理想境界。那些善於養性的人並沒有常規法術，只是達到了「和」的境界罷了。

（東漢）荀悅《申鑑・俗嫌》

不仰仗外物

外物不可仰仗。君子獨立於天地間，尊敬別人而不一定要受人尊敬，熱愛別人而不一定要被人熱愛。尊敬熱愛別人，在於自己；被人尊敬熱愛，在於別人。君子依仗在於自己的東西，不依仗在於別人的東西。依仗在於自己的東西，就能無所不通了。

（戰國）呂不韋《呂氏春秋・必己》

獨善其身

若能做到意志專一，放棄各種苛求之念，見到名利不被其所誘惑，見到災難而不懼，心地寬厚仁慈，任何時候都能獨善其身，這就是「雲氣」，其境界正如天之行雲。

（春秋）管仲《管子．內業》

常存退讓心

患病之時，一定要心存退讓之心。心中能退讓一步，便會覺得海闊天空，對塵世瑣事也就不會太過在意，這樣即使有了病，也很快就會恢復。

（清）王士雄《潛齋醫學叢書》

太一真人說：「我有經三部，共有六字，儒學之人念誦可成聖，道士讀了能成仙，和尚讀了能成佛，它的功德很大，但必須要身體力行。一字經叫做『忍』，二字經叫做『方便』，三字經叫做『安本分』。三經不在靈山的大藏塔裏，卻只在你的心中。」這是極有意味的話啊！

又說：「心裏寧靜可通達神明，以致能在事情還未發生時就預先知道，不走出門戶就能知道天下的事，不看窗外也知道天空的景象。」

心像水，只要長期不去擾動就會清澄見底，故稱為靈明。所以，心靜可以保住元陽之氣，百病不生，可活到一百歲。如有一個念頭攪亂了寧靜的心境，那麼心神就會飛馳於外，元氣就會消散在體內，以致營衛混亂，各種疾病就會趁機侵襲，年壽自然就縮短了。

（明）高濂《遵生八箋》

損欲而養性

君子行正氣，小人行邪氣。內，於天性有利；外，與仁義相合；依理而行，不被外物所牽累，這便是正氣。沉醉於滋味，沉溺於聲色，喜怒無常，不考慮後果，這便是邪氣。邪氣與正氣相損傷，物欲與天性相妨害，邪與正不可兩立，必定一興一廢。所以，聖人減損物欲而專心於養性。

眼好色，耳好聲，口好味，若與此三者相應接而歡喜，不明白有利或有害，這些便是嗜好欲望。吃，卻使形體不安寧；聽，卻不合於道；視，卻於天性不利，視、聽、食三者相爭，必須適度的節制它們，即心也。

……

對於耳、目、鼻、口四者，如果不知該取誰捨誰，可以以心來節制統治它們，使其各得其所。由此看來，物欲不能盡力發揮。凡是養身養性，要寢處有節，飲食適度，控制喜怒，動靜合宜，使己身的天性得以保持，那麼邪氣即使襲身也不會久留於身，豈會因擔憂身將有瑕疵痤疽而預作防備！

（西漢）劉安《淮南子・詮言訓》

》養生須自慎

自然界有盈有虧，人生曲折多難。生活在多難和危險的環境中，不能做到自我謹慎而能取得成功的人，天下是沒有的。

所以，追求修身養性的人如果不知道自我謹慎，是不可以與他談論養生之道的。自我謹慎也是養生之道。聖人常居安思危，以憂慮和畏懼鞭策自己。

一旦無所畏懼，那麼很多事都會遭到毀壞……修身養性的人失去了憂慮和畏懼，就會心神惑亂，躁動不安，精神散亂，元氣耗損，德行放縱，意識混亂，本可生的卻死去了，應該存在的卻消失了，應該成功的卻失敗了，本可平安無事的卻遇到了凶險。一個人對待憂慮和畏懼，應像對待水和火一樣，時刻都不能忘記。

（唐）孫思邈《攝養枕中方》

養生必先適欲

假使讓秦國的力士烏獲用力拽牛尾，即使他的力氣用盡，牛尾被拉斷，而牛也不會跟著走，這是由於違背了牛的習性的緣故。如果讓一個小孩牽著牛的鼻環，牛會順從地跟著他走，這是因為順應了牛的習性的緣故。

世上的君王、貴人，無論其德行好壞，沒有不想長生的。如果每日都在違背自己的天性，即使想長生，又有什麼益處呢？大凡生命的長久都是順應了其本性的緣故，能使生命不順應其本性的是欲望。所以，聖人養生，必定先節制其欲望，使之適度。

（秦）呂不韋《呂氏春秋．重己》

以節約為美德

范堯夫的《布衾銘》：粗茶淡飯的甜味，棉布衣服的溫暖，名人教誨的快樂，仁義道德的尊貴，都容易得到。只要樂於享受，便會常常平安。

絲綢錦繡的奢華，山珍海味的珍貴，權貴寵幸的盛況，名利欲望的繁榮，都很難得到，危險恥辱也會接踵而來。捨難取易，去危就安，愚蠢的人尚且知道這個道理，何況聰明的士大夫們呢？

顏回樂於簞食瓢飲，從而成為百世的師表和楷模。桀紂居於華麗的瓊臺之上，死後被萬世罵為獨夫。君子以節約為美德，小人以奢侈喪失生命。雖然布衾簡陋，卻可以保暖而不可忽視。

（明）高濂《遵生八牋》

觀草木悟養生

草木的種類非常繁雜，但分起來大致有三類：木本、藤本和草本。木本植物堅實而且很難枯萎，壽命比較長，因為它的根扎得很深。

藤本植物很瘦弱，需要扶持，壽命只有一年左右，因為它的根稍淺一點。草本植物一經霜打就死了，壽命最長也就一年，因為它的根更淺。

所以說，根是決定萬物壽命長短的因素，如果想收穫更多的植物，就要先穩固它的根。我在農耕和園藝的勞動中，悟出了養生和處世的方法。

如果遇到任何事，都深思熟慮，從長計議，則事事都像木本植物一樣，就不會因為看見雨露而欣喜，因為看見霜雪就驚恐。作為樹木本身，挺拔自生，至於被斧頭砍則是天意，難道充滿靈氣的椿樹和千年松柏就能躲得了嗎？

如果一個人不努力培養自己崇高的品德，只是苟且行事，這樣的人與藤本植物一樣，只能依靠別人來做成事。別人事成了，自己的事也成了；別人倒了，自己也倒了。

至於像木槿一樣生存的人，從來不考慮明天，他們甚至不知道根為何物，哪裡會考慮根入土的深淺，埋藏的厚薄呢？這種人就像次等的草木。

唉，難道世上缺乏像草木一樣行事，反倒像木本一樣享其天年，又有像藤本一樣可以依附的後代的人嗎？這是造物主的偶然失誤，並不是天地間待人處世的常理。

（清）李漁《閒情偶寄》

≫人應安分守己

《福壽論》中說：「貧窮的人大多長壽，富貴的人卻大多短命。貧窮的人長壽，是因貧窮困難常感到維持生活不足，而沒有過高的欲望損耗身體，傷害本性，所以也就能夠長壽。富貴的人過著花天酒地、窮奢極侈的生活，各種貪念也趁機毒蝕了本性，所以壽命受損，過早夭折。」

這是因為天意有「損有餘而補不足」的緣故。雖然也有貧窮而短命的人，但一定是德性修養不足，所以夭折。因此，世上的人應安分守己。

現在做官的非分之想特多，出門思車馬，在家思妻妾、房屋、貨物，將全部的心思都放在這非分之想上，天必定會懲罰他，以致降給他災難、疾病，最後使他夭折，而他自己卻不知道這其中的原因。

又說：「世上的人，僥倖所得到的一切，而最終仍是災禍，只有分內應得到的，才是真正吉祥的。」一個人到了五十歲的時候，能夠悔悟以前的錯誤，彌補以前的過失，對人都賜予仁慈、施以恩惠，有憫恤人的心念，奉守道德而不欺騙，這樣聖人就能瞭解他，賢人也會保護他，上天愛戴他，人人喜歡他，鬼神尊敬他，因此他也就能富貴長壽，平安健康了。

（明）高濂《遵生八牋》

勿有憂思之患

別人大聲說話，我則小聲說話；別人多煩惱，我則少計較；別人驚恐不安，我則不怒不怨；淡然無為，神氣自滿，這就是長生不老之藥。

歐陽修在《秋聲賦》中說：「為何要去追求和擔心憑藉自己力量和智慧辦不到的事情呢？這會使本來紅潤的面龐顯得衰老，烏黑的頭髮變得花白。」這是士大夫們的通病。

又說：「憂慮動搖心緒，萬事勞累形體，心中動搖不定，一定會損傷精神。」如果人經常多憂多思，壯年人會很快變老，老年人會很快衰亡，明白這一點也是一種長生方法。

輕歌曼舞的生活轉眼即逝，倚紅偎翠的風流終成夢幻。迷途知返，痛下決心斬斷情絲，這需要有足夠的勇氣。如果一定要讓感情有所寄託的話，則不如寄託在花草樹木上或書法繪畫上，這與寄情於燈紅酒綠的生活與妖豔的美人沒有什麼區別，但可省卻許多煩惱。

（清）沈復《浮生六記》

》風物長宜放眼量

得到滿足時，不必得意忘形，要經常告誡自己將來也許有遇到困難挫折的時候；遇到困難挫折時，不必憂慮消沉，應該相信總有一天會得志通達。要把眼光放遠，縱觀歷史的人世興衰規律，不要只注重一時的榮耀或挫折。

（清）徐文弼《壽世傳真》

》修正道德行為

古語說：「人有善良的想法，上天一定會幫助他。」所以，國家有災難，國王只要修正道德行為，就可以因此而使災難消除。這是國王一人修正道德行為，就能保護整個國家，而一個人專心道德修養，怎麼不能使自己免受病痛呢？

何謂修德？就是指懺悔改過。關鍵在於戒除舊的惡習，及時對以前的錯誤進行反省，懸崖勒馬，時時留心，日日謹慎。如此不輟，自始至終，這才是真懺悔與改過自新。上天自然給予恩賜，災難自然平滅。

（明）潘楫《醫燈續焰・尊生十二鑑》

治人事天，莫若嗇

為政養性，沒有比嗇儉更好的辦法了。只有嗇儉，才能先得道。先得道是因為注重積德，注重積德便沒有什麼不可戰勝的。既能戰勝一切，便沒有誰知它的極限。既然沒有誰知道它的極致，那就是得道。既得道，就能夠長生久存。這就是根深蒂固，是長生久活的途徑。

形神相親，表裏俱濟

精神對於形體來說，就像國家要有君王一樣。精神躁動不安，就會在形體上表現出來，就像君王昏庸才會導致國家混亂。

商湯連續七年旱災時期所種的莊稼，如果得過一次灌溉，雖然它們最終會因旱災而枯死，但一定會比沒有得到灌溉的莊稼後枯萎。這一溉之益，實在是很重要啊！

可是，世人常認為偶爾發怒不會損害性命，偶爾悲哀不會損傷身體，並不注意這些不良情緒對身體的危害，而任其肆意發作。這好比不懂「一溉之益」，而希望從乾旱的禾苗中獲得豐收一樣。

有道德修養的人知道形體是憑藉精神而存活，精神因形體的存活而存在；感悟到人的生命易失，明白每次不慎的過失對生命的害處。所以，修身養性而保養精神，使內心安靜而保全身體，情感中不存有愛憎，意念中不存有憂喜，淡泊無欲，從而體安氣和。再加上呼吸吐納及服食藥物對身體的保養，從而使形體與精神緊密相依，外形內神互相補益。

（三國魏）嵇康《嵇中散集》

遇而能順，不遇不慍

能夠守住天地浩然之氣的，是那些懷才不遇或雖遇而不能盡用的賢人。如果懷才不遇而產生怨恨，則不能守住天地的浩然之氣。

如果遇而能順其自然，也能守住天地浩然之氣。如果是那些碌碌於名利的人，那麼他的氣就趨向於汙濁、混沌，哪裡還有重新開始的機會呢？

天地之間，人生的機會不可能完全均等。不是遇，就是不遇；不是盡用，就是不能盡用。在這中間，只有遇而能順其自然，不遇而不存怨恨，才是我們應當時時用來自勉的。

（明）王文祿《竹下寤言》

》知足不辱，知止不殆

聲譽與生命，誰更親？生命與財寶，哪個更重要？得到與失去，何者有害？過分貪求必定會招致大的破費，多積藏財物必定多喪失財寶。所以，懂得滿足便不致困辱，懂得止於該止便不致危險，這樣才能長久。

（春秋）老聃《老子・四十四章》

≫放心逍遙，任其自然

即使是千古聖賢，也難免於一死，不能管到死後的事情。生命本從虛無中來，終究要歸到虛無中去。誰是親，誰是疏？誰又能主宰自身？

既然無可奈何，便放心逍遙，任其自然，這樣就會心氣通順，五臟平和，服藥才會有效，吃飯才會有味。有些人只知道安樂，一遇到憂愁之事，便寢食難安，何況久病在身？既擔心自己會死，又擔心身後之事，時常處於極度的驚恐狀態，怎麼能夠吃得下飯？所以，要放寬心注意休息。

（清）沈復《浮生六記》

棄世則無累，無累則正平

瞭解養生之道的人，不求天性所不可為的事物，洞達天命之常的人，不求知識所無可奈何的東西。養形必須先有物質條件作依據，但物質條件很充足而不會養形的人也是有的。要求生必先不離形，但仍有不離形也似死了一樣的人。

生，不可拒絕；死，不可挽留。悲哀啊！世人認為養形便足夠養生延壽，但養形卻仍不足以活命，那麼世人為何要去養形呢？雖然不值得去做，卻又不可不去做，這是出於不可避免的情況！

若想免去謀生，不如棄絕世間分外之事，棄絕世間分外之事便沒有物累，沒有物累便能心正氣平，心正氣平便能和自然共同變化而推陳出新了，與自然相推移才算接近於養生。

（戰國）莊周《莊子・達生》

唯不爭，故莫能與之爭

委曲故能求全，彎曲故能伸直，低凹故能蓄水，陳舊促使更新，少欲便可得道，多欲則失道。所以聖人堅守其道，為天下作典範。

不自以為有見識，所以見識明；不自以為是，所以其是彰明；不自誇其功，所以才有功勞；不自高自大，所以才進步。正因為不與人爭，所以天下人沒有誰能與他爭。

（春秋）老聃《老子・二十三章》

善吾生，善吾死

自然賦給我形體，以生使我勞累，以老使我清閒，以死給我安息。所以，認為我的生是善，也應該認為我的死是善。

（戰國）莊周《莊子・大宗師》

義者，雖貧能自樂

物質利益可以用來供養身體，正義行為可以用來培育心理美德。沒有正義行為，心理上就無法享受到快樂；無物質利益，形體就無法得到安養。

正義行為是心理上的精神營養，物質利益是身體的生活養料。肉體不比精神更加寶貴，所以肉體的保養沒有比道德修養更重要。正義行為的薰陶，超過了物質利益的滋養。憑什麼這麼說呢？

現有人做了許多正義的事，但缺少錢財。他手頭拮据，地位卑微，但行為尚能得到世人的寬容。他本著這種安貧樂苦的精神而愉快地生活著。原憲、曾參、閔損之輩就屬這類人。

現有人財物豐足，但做了許多違背天理良心的事。此人雖富有，但自感羞辱，非常懊惱自己罪惡深重，時刻恐懼大禍臨頭。即便是其罪惡還不至於立刻處死，也會因憂患懼怕而大傷元氣，無法以愉快的生活而終享天年。刑誅而死和憂患而夭折的人，便屬此類。

具有正義行為的人，雖然貧窮而能自感快樂；而劣跡累累的人，雖然富有，但難保性命。我就憑此證實：以正義行為作為精神薰陶，超過了物質利益的養育和財富的擁有。

（西漢）董仲舒《春秋繁露・身之養重於義》

養性之士，先知自慎

善於養性的人，首先要知道自慎。自慎，就是要以憂懼謹畏為根本。《內經》說：「人如果沒有憂懼謹畏之心，大災難就臨頭了。」

憂懼謹畏，是生死之門徑，存與亡的緣由，禍與福的根本，吉與凶的關鍵。所以讀書人沒有憂懼謹畏之心，仁義道德就不能存立；農民沒有憂懼謹畏之心，農業勞作就不能勤勉；工匠沒有憂懼謹畏之心，校正方圓的規矩就不能設立；商人沒有憂懼謹畏之心，居積財富就不能豐盈；做兒子沒有憂懼謹畏之心，孝敬父母就不誠篤；做父親沒有憂懼謹畏之心，慈愛之情就不顯著；做臣子沒有憂懼謹畏之心，勛勞爵祿就難以建立；做國君沒有憂懼謹畏之心，國家就不能太平安寧。

所以，涵養心性的人，一旦失去憂懼謹畏之心，就會內心慌亂而沒有條理，形體煩躁而不安寧，精神散漫而元氣不集中，心志放蕩而意識昏昧，應該生的卻死，應該存在的卻失去，應該成功的卻失敗，應該吉祥的卻凶殃。憂懼謹畏，猶如水與火，人們不可輕易忘記的。

（宋）王溥《唐會要・醫術》

欲求長生，必欲積善

《抱朴子》上說：「若想求得長壽，必須積善行德，對萬物都要有慈悲之心，原諒自己的時候也應原諒別人，不傷及生靈；看到別人有好事時，真心為人高興；別人有困難時，應懷有同情之心；當他人有急難之時，應幫助他人；在別人窮困的時候，伸出援助之手；不殺生，不勸禍，見人有得，就像自己得到了一樣高興；見人有失，如自己丟失了東西一樣難過；不驕傲，不嫉賢妒能，不誣陷諂媚。做到以上這些，才是有德，就會得到上天的賜福，做任何事都會成功，想成仙也有希望了。」

（宋）日本人丹波康賴《醫心方》

章楓山先生說：「人在順境中保持快樂很容易，在逆境中保持快樂就難了。像曾點在沂水洗澡，邵雍作擊壤之樂，都是在順境之中的快樂。唯有井水取乾時還在彈琴，孔子絕糧時還要唱歌，曾參捉襟見肘時高歌《商頌》，顏回簞食瓢飲之際不改樂觀態度，這些才是真正的處在逆境中還能保持快樂的，這恐怕不是世人能輕易做到的吧？」

（明）何良俊《四友齋叢說》

窮也樂，通達也樂

孔子被圍困在陳蔡之間，有七天未能生火煮飯，藜菜羹湯裏連米粒也沒有一顆，但他依然在屋裏彈琴高歌。

子路和子貢一同對孔子說：「先生兩次被魯國驅逐出去，禁止在衛國居留，被宋國罰去砍樹，在商、周窮困潦倒，在陳蔡又受到圍困。殺害先生的沒有罪過，搶劫先生的不受阻止。然而，先生還在唱歌彈琴，未曾停止，君子的不知羞恥，就是這樣的嗎？」

孔子說：「這是什麼話！君子能與道通達的叫做『通』，不瞭解道的叫做『窮』。現在我滿懷仁義之道而遭逢亂世，這哪有什麼『窮』？所以，內心反省對道無所欠缺，面臨危難而不喪失道德。寒冬來到，霜雪降落，因此才知道松柏為什麼這樣茂盛！因此，陳蔡的困厄，對我來說真是太幸運了。」

孔子又安詳地拿起琴彈唱起來，子路興奮地操戈起舞，子貢說：「我不知道天有多高、地有多厚啊！」

古時候得道的人，窮困時也快樂，通達時也快樂。他們所快樂的並不是窮困和通達本身。只要從中獲得道，那麼窮困通達也就成為與寒暑風雨一樣循序變化、轉瞬即逝的東西了。

（戰國）莊周《莊子·讓王》

修養道德的基礎

沉著穩重的人，為人含蓄；懂得道義和義理的人，應付事情就堅強有力。所以，厚重、寬容是修養道德的基礎，也是老人長壽的要訣。

有一閃念的非分之想，應立即加以阻止；有一點點妄動，應立即改正；有一絲毫雜念，應立即加以克制。人的意志固然難以把持，氣也難以培養，但尊敬別人可以把持自己的意志，減少欲望則可以養氣。

如不用理智來克制自己的心緒，那麼損失將會是無限的。因此一念的刻薄也是不仁的，一念的貪婪也會產生不義，一念的怠慢也是不禮貌的，一念的奸詐也不明智。所以，君子不可因一念引起的差錯，導致大的罪惡，因一念的不善而形成滔天大罪。

修德行義，守道養真，應當少說而盡心地遵守施行，應當不露聲色的潛心修練，此外的一切就該聽命於天。如果刻意成仙成佛，邀名爭譽，就會成天憂思，而事未必能成，徒勞自擾，這就是不懂得天命。

一旦舒暢放鬆了就應當有所收斂，一旦想說話便應想到少說或沉默。不可因高興而多言，不可因愉快而多事。含蓄才會有餘味。暴露得太多恐怕也就難以為繼。因此，謹慎少言是修養道德的大要；節制飲食，是養生的根本。

積德積善，應在不知不覺中，有時也會表現出來。棄禮背義，自己卻不知不覺，有時會因此而蒙受災禍。因此，一個人保持莊重就會逐日強大，輕率放縱就會逐日卑弱。

（明）高濂《遵生八牋》

務於求學，修練心性

海蚌剖開之前，不會顯出明珠；青竹沒有截斷，吹奏不出動聽的曲調；性情不加修練，神明不會產生。譬如五行中的金木，金的特性中包含著水，木的特性中藏匿著火，因而煉金必然會產生水，鑽木必定能生火。人能務於求學，以修練自己的心性，這樣智慧才能得以發揮。

（明）高濂《遵生八牋》

安貧樂道

《林君復集》中說：「飽食野菜雜糧的人鄙視美味佳餚，樂於貧賤的人鄙視富貴，按義捨命的人輕視生死，遠離是非的人不會重視誹謗攻擊。」

只知道飽食肥甜美食的食物，穿輕便而又貴重的衣服，卻不知道節儉的人，必然會損福。只知道廣積財福，富貴而驕奢淫逸，不知道適可而止的人，必殺身。

小人奸詐，似是而非的討好他人，所以喜歡他的人較多。君子誠實而執著，貌似迂腐實為耿直，因而知道他的人很少。誠實不會後悔，寬恕不會招致怨恨，和氣就不會與人結仇，忍讓不會受到侮辱。

《何恬庵錄》中說：「江上行船張滿帆，騎駿馬奔馳於平地，算是天下快意之事，反思則生憂慮。處不爭之地位，騎著獨行而又落後的馬，或許有人會嗤笑，其實當中的快樂是無限的。」

口腹不節制是導致生病的主要原因，思慮不當會招致殺身之禍。富貴驕淫之人總是鬱鬱寡歡，安於貧賤的人總是快樂融融。所以，劉景公雖有馬千乘，卻不如顏回只用破瓢取水。

（明）高濂《遵生八牋》

≫仁慈是行動的綱領

崔子玉的《座右銘》：不要去揭別人的缺點，也不要炫耀自己的優點。既已施捨於人，就不要總是記在心上。受了別人的施捨，卻一定不能忘記。名譽地位不值得去羨慕，只有仁慈才是行動的綱領。用心忖度後才行動，誹謗議論對我有何傷害？不要追求虛名，應守本分將賢德隱藏。即使在冥間也貴不可言，靈魂之內含著閃閃的亮光。

年輕時體質柔弱的人，老了反而十分強健。那種勇猛剛強之人，歲月悠悠難以估量。要謹慎說話，節制飲食，懂得滿足。行為要持之以恆，時間長久好處自然無量。

（明）高濂《遵生八牋》

不怨天尤人

《荀子》中說：「具有自知的人不會怨尤別人，知命的人不會怨尤上天。怨尤別人的人會招至貧窮，怨尤上天的人會招致凶險。」

又說：「榮與辱的最大差別，是在關係到利害安危的大事時行為有所不同。先行仁義而後得利益的能榮達，先有利而後才行仁義的人會遭羞辱。榮達的人隨時能通達順利，羞辱的人常常窮途末路。通達的人能制約別人，而途窮末路的人反被人制約。」

（明）高濂《遵生八牋》

襲守常道

堵塞住人的感官，鎖閉人的欲望之門，終生不會有病。放縱人的感官，努力追求成功，終生陷於困苦而無法擺脫。能見細微之處稱之為明，能守柔稱之為強。雖用其光，卻又把光影抹去，不留下任何於身有禍殃原事物，這叫做襲守常道。

（春秋）老聃《老子・五十二章》

》天下之非譽，無益損焉

固守道的人便能使德全，德全便能使形全，形全的人神全。神全，這是聖人之道……如是這樣的人，不是出於其意願的事物，不去接近；不是出自其真心的事，不去做。

即使天下之人都讚譽他，獲得聲名，他對此傲然不睬不理；天下之人非難誹謗他，聲名受損，他一點也不在意。天下人的非難與讚譽，對他的天性無益也無損。這種人便是全德的人。

（戰國）莊周《莊子・天地》

≫樂知天命

與人善處，稱之為樂人世；與天相合，謂之樂知天命……樂知天命的人，生是與天偕行，死是與物俱化；靜時與至陰同德，動時與至陽同動。

所以，樂知天命者，不怨天，不尤人，無物累，不責報鬼神。他之所以動是順天而動，他之所以靜是受地而靜；他的心神安定，能主宰天下；他的鬼不作禍，他的魂不疲勞；他的心神專一，能使萬物服從於己。以虛靜推及於天地，播散於萬物，這就是樂知天命。

（戰國）莊周・《莊子・天道》

≫順其自然

牛馬有四條腿，這是天性；羈縛馬頭，繩穿牛鼻，這是人為。所以說，不要用人為去消滅天性，不要用有意行動去違抗自然之命，不要為追求名聲而做事。謹守以上所言而不忘記，這便是返歸於大道。

（戰國）莊周《莊子・秋水》

第四：調神

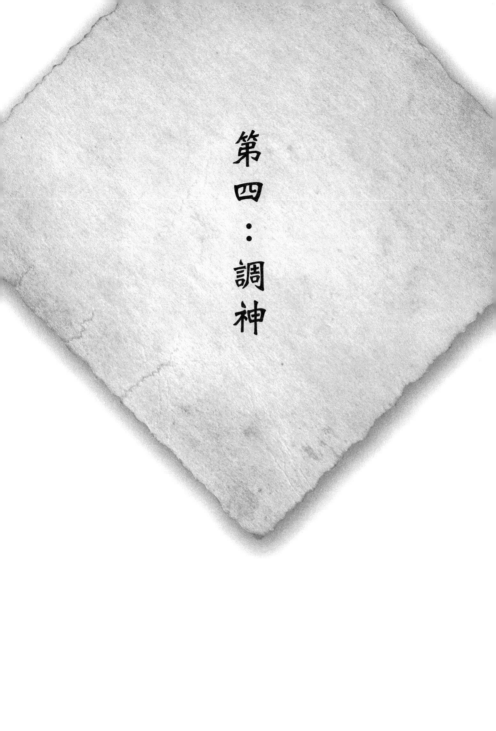

理神以健全形體

形體是心的外在表現，心是形體的主宰，神是心的寶貝。所以，形體靜則心境和，心境和則形體健；神浮躁則心蕩漾，心蕩漾則形體傷。

健全形體先要理神。若以恬和養神，則內心自然安詳；若在清虛中棲心，則不會被外物所誘。能做到神怡心清，也就無所拖累了。虛心能靜，至能泛生出純白的景象，則吉祥就會來到。

人們不用閃光的金子而用明潔的鏡子來照影，是因晶瑩的鏡子能夠使人心開明；人們不去流動的河水而對寧靜的清水顧影，因寧靜的清水能夠使人心清澈。

鏡子和清水以它們的明亮清澈映出了物體的原形。由此看來，讓形體安靜則心神清寧，發掘自身神光則心中陰影全無。心中沒有陰影則內欲不生，神氣清寧則外累不入。

現在的人聽到清歌鳴奏而心樂，聽到悲聲而心哀，這是神遇感推移所致。由此看來，情的變動是由外界因素影響所致。一哀一樂，猶能消耗正性，而天下萬物紛紜，又怎能從中自拔，以使我之心神得生呢？就如萬人齊拉弓箭射向一個靶子，這個靶子能不被射中嗎？萬物紛紜炫耀來迷惑一個生命，生命能不被迷惑嗎？

七竅是精神出入的視窗，志氣是傳遞五臟資訊的使者。耳目與聲色之間，鼻口與芳香味道之間，肌體與安適之間的關係也是這樣。七竅沉迷於好惡之情，則精神外馳而不能內守；志氣束縛於取捨之間，則五臟動盪不安。

外嗜欲不絕，內心腑壅塞；在荒淫之波裏漫遊迷失，在是非之境中流連忘返，卻不敗德傷生的，少之又少。所以，聖人清明眼目，不視紛紜外物；寧靜耳朵，不聽喧囂俗音；閉口惜精，而不妄言；放棄心裏追求，而不思慮；以己身為貴，忘卻鄙賤之地位。

所以，位高權重不能打動他們，他們自樂其道，悠然忘貧；富裕優厚不能打動他們，他們適情閒遊，讓天地浩然之氣滿盈於心胸。故聖人不養形體而心自完整無損，不勞心費神而道自源源而來。

（北齊）劉晝《劉子．清神》

寡欲寧神

嗜欲得不到滿足，心神就不會有安寧的時候。損耗精和神，沒有比這更為嚴重的。人非草木、石頭，怎麼能絕對沒有嗜欲呢？使自身的嗜欲簡單而少就可以了。

（明）潘楫《醫燈續焰．尊生十二鑑》

祛疑訣

酒杯裏弓的影子不是蛇，做夢夢到的鹿也不是鹿。這些都是因疑心而起，並可因此導致鬱悶不樂。每天疑慮過多、恍恍惚惚，就會六神無主，有害健康。如果能保持心胸豁達，放棄疑心，那麼擾亂人心的所有因素都會消失，即使一個人獨處也會感到快樂。

（明）孫文胤《丹臺玉案》

》靜持天性

聖人以無來應接有，必探求事物之理；以虛來應對實，必深究事物之情，恬淡愉悅，虛無寧靜，而能善終。所以，無疏遠與親近之分，心懷仁德，培養中和之氣，以順應於天。與道相合，與德為鄰，不作福的起始，不成為禍的開端。魂魄安居其舍，精神護守形骸，不為生與死而激動，所以稱為「至神」。

所謂真人，其天性與道相合。所以，視有若無，視實如虛，只專一於養性，而不務求其餘；內守精神，而無好憎之情；知道「白」屬「太素」，無所作為而回歸於人最初的天性，靜持天性守護元神，便能悠遊於天地之間。

……

所以，雖然生死至關重要，卻視死生為一；雖受天地養育，卻並不強求報答天地之情；雖明察利欲，卻不與外物相雜糅；雖細察事物混亂狀態，卻守護自己的心性。如果能做到這樣，便能使肝膽順達，拋棄耳目的享樂，心志專一於內，與「道」相通相達，靜處時不知要做何事，出行時卻不知要到何地，渾渾然而去，暈乎乎而回。形體如枯木，心地如死灰，忘卻五臟，損減形骸所需，不學卻能知事理，不看卻能見事物，不為而能成事。

……

只守住他的淡泊天性，心不存情欲，外物不能誘惑他，內心寬廣虛靜，元神安寧而無思無慮……不耗損其精，不勞累其神，保全那種原始的心態，立身於無物欲的境界。所以，他精神內守，不思不慮，他的魄不沉抑，他的魂不飛越，由始至終，又由終至始，不知其起始與終結。他注目於大「道」，思索著那廣漠的宇宙，休息並遨遊於大「道」之中。

（西漢）劉安《淮南子・精神訓》

人的耳目，怎麼能長時間地勞累而不休息呢？長期耗費精神，又怎能不被用盡呢？所以，血氣是人之華，五臟是人之精。血氣能集中於五臟而不外散，那麼內心就會很充實，嗜好欲望就會減少，從而使耳聰目明，這稱之為明。

五臟能夠從屬於心而不乖戾，那麼悖亂的神志就會消失，人的行為就不會邪僻，從而使精神旺盛，血氣不會散失，這樣就能正常地辦理公事，做到處事公允、通達，以至達到神明的境界。這樣，就沒有什麼看不到的，沒有什麼聽不到的，沒有什麼做不到的。所以，就不會有憂患，也不會受到邪氣的襲擾。

……

耳目等孔竅是精神的門戶，氣志能驅使和影響著五臟。耳目沉溺於聲色，會使五臟受到刺激，以致內心難以安寧，使氣血快速運轉而得不到休息，精神專注於外物而難以內守，這樣災禍就會很快到來。

……如果耳目聰明通達，不受外界的誘惑；氣志虛靜愉快，又少許多嗜欲，五臟安寧充實而不外泄，精神內守而不外散，便能知前世，察未來，更何況預測眼前的禍福呢？

（漢）劉安《淮南子》

靜養元神

賤視天下，元神便無累贅；藐視萬物，心便不為外物所誘惑；等同生死，志便無所恐懼；順物而變化，智便無所迷惑。

……人大怒，會傷及陰氣；大喜，會傷及陽氣；大憂時，元神喪亂；大恐時，元神不寧。除去物欲，拋棄物累，還不如不去離開自己的天性，這是非常明瞭養生之道。

不視物，使眼睛清明；不聽聲，使耳朵寧靜；不言語，使口舌鉗制；不思慮，使心神輕鬆。拋棄耳聰目明的狀態，而回返到原始狀態；拋棄智慧與機巧，而使精神休息；通曉事理卻如昧；視生如死，最終便能回復天性。

（西漢）劉安《淮南子・精神訓》

用心專一

心不能長期不用，並非心如枯木死灰才是養生之道。安靜時固然不要動，但動而不亂動也是靜。道家不怕產生念頭，只怕感覺遲鈍。但用心時要避免產生雜念，有了雜念就會分心，分心就易疲勞。只要用心專一，雖用也不會勞累，這是神志集中的緣故。

（清）曹庭棟《老老恆言》

安神祛病

精是構成人體最重要的物質。岐伯說：「精是人體生命的根本。」所以，精枯竭則發病，精衰竭則死亡。過勞則精疲，過思則精絕，食少則精減少，房事過多則耗散精氣。

試看樹木剝皮後，其水分很快被蒸發掉。人怎麼可以胡亂用其精呢？精不亂用則氣不散，氣不散則精神也充實。也不可過分思慮，不可過分貪欲，欲念萌發則耗散精神，精神耗散則氣也散亂，氣散則精液枯竭。

諸疾都是由心而作，心神安泰，病從何而來？如同農夫冒著炎暑在辛勤耕作，但並未因之而中暑，其原因即在於精神寧靜。心中萌發欲念，則欲火自生，外邪乘虛侵入。

所以，養生最重要的在於忘掉外界的存在。

……

有的人問：「頭髮變白是因何而致？」

沂陽生說：「減少思慮則使心血不致耗傷，頭髮也不容易變白。因為髮為血之餘。」

又問：「鬍鬚因何而變白？」

沂陽生說：「減少房事則不耗傷腎精，鬍鬚也不會變白。因為鬍鬚屬腎。」

又問：「人至老年，則容顏變老，這是什麼原因呢？」

沂陽生說：「心受身體之累，只有耗傷而無補益，所以容易變老。如果能忘掉一切，連自身也忘掉，那又怎麼會變衰老呢？故說：『天若有情天亦老。』可是，天永遠不變。因此，人如果能忘掉一切，又怎麼能使頭髮鬍鬚變白，容顏衰老呢？」

風、寒、暑、濕、燥、火不侵襲人體，喜、怒、憂、思、悲、恐、驚也不擾亂人體之氣機，每日恬淡寧靜，疾病又從何而生呢？清心寡欲，忘掉諸煩惱，連日、月、年也忘掉，則壽命與天地相同，而不會衰老，容貌又怎麼衰老呢？

為什麼這麼容易，人們卻不肯去做，而自己殘害自己的生命呢？原因大概在於恣欲無制，每日損耗腎精而不自知，日積月累，從而促人壽夭。

（明）王文祿《醫先》

修身養神

精是神的根本，氣是形的主宰，形體是氣的依託。神使用過度就會枯竭，過度耗氣就會斷絕。所以，人的生命在於神，形體的存在在於氣。

如果氣已衰弱，神已耗損，還能長生是不可能的。有因無而存在，形靠神而存在，有是無的館舍，形是神的宅院，倘若不保護好宅院以給生命提供一個安全的場所，不注意修身養神，那就難免會導致氣散魂失，形體也將不復存在。就像蠟燭一旦燃完，火苗就會消失；又像堤壩，堤壩壞了水就不復存在。

勞累形體，神就流散；過度耗氣，生命就會終結。形體疲勞導致神的枯竭，而神已枯竭精靈就會遊離體外。精神一旦離開，就不會再返回，形體一旦腐朽，就不會再生還……神明是人生死的根本，精氣是萬物的體現，保全形體就能生存，調養精氣神，就能長壽。

（宋）周守忠《養生類纂》

養神之道

草木之類雖無靈性，尚且需要灌溉，何況人為萬物之靈，怎能不加以保養呢？但保養的方法很多，簡單來說，只有三點：一是養神，二是珍惜元氣，三是預防疾病。忘卻情感，遠離智慧，恬靜淡泊，無為無欲，超然世俗，保全真氣，無所牽掛，這樣內不損耗精神，外不迷惑於環境，純真單一，神志自然安寧，這便是養神之道。

（明）胡文煥《攝生集覽》

求真守本

窮盡事物之理，能固守人之天性。所以漠視天地，遺棄萬物，元神就不會有任何困窘。

（戰國）莊周《莊子・天道》

內修其本

聖人內修其元神，而不向外追求物欲，保全他的精神，清除他的智慧巧詐，冷靜地不去有所作為卻能無所不可為。

（西漢）劉安《淮南子・原道訓》

聚念存神

聚精須養氣，養氣須存神。神與氣就如同母與子一樣。所以，神凝則氣聚，神散則氣也消。如果只知愛惜精氣，但不知道存神，則是只知其表不知其裏……

所謂的觀妙觀竅，都只是集中意念之法，而並非存神之道。若是心隨外境而轉移，各種念頭、思慮難以忘掉，則只能用聚念這種方法，逐漸進入美好的境界。

有意守泥丸的，說神位居於此處最高位，貫通百脈。存想此處可出有入無，使神至全身各處；若是不存想，神失其位則使人容易患眩暈之病。

有意守兩眉中間的，說此處是無位真人出入的門戶，意守此處可以用意念想像滿月之光入體內，否則易致內火上浮，面色紅赤。

有意守上顎的，說此處為元珠，三關之精氣都過此處，意守此處能溝通任、督兩脈，否則精氣便不歸回本源。存意守膻中穴的，說百骸萬竅總歸心所統攝，意守此處可以調養精神，減少妄念，使鬚髮常黑，否則就使人局促而神氣不暢。

有意守心下寸許左右皮肉之間的，說衛氣起於中焦，下行於經脈之外，濡養周身，沒有比這更珍貴的。意守此處可以使氣和通暢，祛痰去垢，否則易致衛強營弱，或生瘡癤。

有存心下臍上這一部位的，說這是脾臟的正位，其他四臟分佈在其周圍，意守此處能充實中氣，通調氣機，否則就使人吃得過多而容易飢餓。

有意守肚臍的，這是生命的根本，呼吸與此相連，意守此處可以養育元神，厚腸開竅，否則氣機就會阻滯。有意守下丹田的，說人體之真氣都歸此處，意守此處，可以鼓動陽氣，使精氣向上注入目，否則陰莖易勃起而妄泄其精氣。有意守陰莖的，存想兩目觀陰莖，這是心腎相交的方法，存想此處，可以取坎填離，否則精液易妄行。

大多數的人，可以隨便意守一個部位，都可集中意念。如果意守失宜，則必有禍患。只有似守非守，不取不離，這樣才能沒有弊端。

（明）袁黃《攝生三要》

閉目藏神

坐時睜開眼睛，則精神難以集中，應該閉住雙眼。如果意想身體上下左右的某一處，則用意念使雙瞳神集中於此處便是。若是修道，則眼睛要微閉。養病一定要閉目以藏神，這樣才能有益於人體。

（清）佚名《養生密旨・眼訣篇》

不勉強作為

雖然情致已不暢達，形屈而性已盡，卻仍在不得已的情況下去勉強作為，所以不能善終天年。至於那些「至人」，估量飯量而進食，度量形體而穿衣，輕鬆地出遊，自願地行動，不貪天下之至位，不以萬物為利。居於空曠的宇宙之間，在無盡的天地之間遨遊，上達於天並依附於天的形神，將天地置於手掌之中而加以玩弄，難道還會因為貧而瘦，因為富而肥嗎？

（西漢）劉安《淮南子・精神訓》

失其寧則危

聖人不求名，不謀事，不承擔任何責任，不用智慧。靜居時無常形，行動時無常跡，元神遊移無任何徵兆。不成禍的源起，保持虛靜無為，不得已而動。想求福的人可能受禍，想貪利的人可能遇害。所以無為而使心安寧的人，一旦失去他所安寧的便會遇危險。

（西漢）劉安《淮南子・詮言訓》

養生重在養心

養生之道以養心為主。心無病，則神無傷；神沒有病，人就不會有病。養生還在於凝神，精神集中，氣就會聚集起來，這樣形體就得以保全。

如果每天忙於追逐名利，以致心煩意亂，精神恍惚，就容易衰老。必須擺脫一切俗念，不要心存妄想，不讓邪氣傷害元氣，胸中常存一團太和元氣，疾病又怎會產生呢？

（明）翟祐《居家宜忌》

≫勿為生死而勞神

莊子的妻子死了，惠子前去弔喪。莊子正蹲坐著，敲著瓦缶，放聲高歌。

惠子指責莊子說：「你與妻子生活，生兒育女、變老，直至身死，你不哭就已不合情理，卻敲盆高歌，不是太過分了嗎？」

莊子說：「不是這麼說的。當她剛死時，我怎能不哀傷呢？可是仔細考察，她起初本是沒有生命的，不僅沒有生命而且連形體都沒有；不僅沒有形體而且沒有氣息。在恍恍恍惚惚的若有若無之間，出現了氣息，氣息聚集才成形體，然後才有了生命。現在又變而至死，這樣生來死往的變化正如春夏秋冬四季運行一樣自然，她已安詳地回歸於天地，而我還去哭哭啼啼，這是不懂造化的運行規律，所以，我停止了哭泣。」

（戰國）莊周《莊子・至樂》

精神須加愛惜

人是依靠精神而生存的，對精神需要倍加愛惜。就像一盞燈，將油加滿，點上一根細小的燈草，耗油少且堅持時間久，如果再添油甚至可點燃一通宵。如果不添油，又點燃兩根燈草，耗油就快，燈也隨之而滅。如果燈草再加粗，油燈片刻就會熄滅。

油，就像人的精神；燈火，就像人的憂思、酒色等不斷消耗人體之物。古人說：

「油盡燈滅，體竭人亡。添油燈亮，補體人強。」這不僅指色欲，凡是能消耗精神的都是，難道能不謹慎嗎？

（清）石成金《傳家寶》

勞神者短壽

戒除奢望、欲念之人，幾乎可以成為真正的完人。一般而言，不重視財物且身心懶散的人會長壽，吝嗇錢財而過度勞苦的人會短命。這是胸懷寬廣與心勞神疲的不同結果。

種田的農民長壽，吃肥甘美味的人短壽，這是欲望對壽命的影響。有學問而隱居不仕的人，患病的少；到處流浪的人，易患病，這是事務繁忙與輕閒造成的區別。所以，世人爭名逐利，修道之人卻很少有謀求。

（南朝梁）陶弘景《養性延命錄》

精神飽滿達神明

人的耳目，怎能長久地辛勞而不休息呢？精神怎能長久地馳騁而不被用盡呢？血氣是人的華，五臟是人的精。如果血氣能集中於五臟而不向外逸散，那麼胸腹便被血氣所充實，嗜好欲望就會減少，就能使耳目清靜、聽視明達。耳目清靜、聽視明達，便稱作明。

五臟能從屬於心而無乖異，那麼悖亂的心志消失，也不會有邪僻的行為，精神飽滿而氣也不會散失。精神盛而氣不散便能公允理事；能公允便能通達；能通達便是達到了神明之境。到了神明之境，則沒有什麼不能見到，沒有什麼不能聽見，也沒有什麼事做不成。所以，憂患不能入據他的心中，邪氣不能加害於他的身體。

……

耳朵眼睛沉溺於聲色歡樂之中，那麼五臟便被激動而不得安寧；五臟動搖不定，那麼血氣便被激蕩飛越而不得休止；血氣被激盪飛越而不得休止，那麼精神便馳騁於外而不內守；精神馳騁於外，那麼禍害就要加身了。

……

假如耳朵眼睛聽得清、辨得明，而又不被其引誘，內心空虛寧靜，恬淡愉快而嗜好欲望又少，五臟安寧充盈而不外泄，精神內守而不外散，便能知遠古之事，能測未來之事，尚且不是難事，更何況預測禍福呢！

（西漢）劉安《淮南子・精神訓》

》吾無身，吾有何患

人之所以有大患憂，是因為太執著於己身；如果根本不顧及自身，還有什麼憂患呢？

（春秋）老聃《老子・十三章》

》達於理，明於權

瞭解道的人必定能通達事物之理，通達事物之理的人必定善於隨物與勢而變，善於隨物與勢而變的人不會因物而害己。

（戰國）・莊周《莊子・秋水》

安神可祛病延年

王華子說：「齋即齊，意思是齊其心而潔其體，豈止僅僅是吃素！」所謂齊其心，指淡泊少欲，不計得失，經常反省，遠離酒肉；所謂潔其體，指不走邪路，不看邪惡的顏色，不聽淫靡的聲音，不受外物誘惑，入室閉門，焚香靜坐，這才稱得上「齋」。若能做到這些，則心神自安，升降榮辱處之泰然，且可驅走疾病，益壽延年。

住室四面開設窗戶，有風就關上，無風則打開。住室前有門簾，後有屏風，室內太亮就落下門簾，使光線柔和；太暗則捲起門簾，以增加亮度，這樣內可使心情平和安寧，外卻不使眼睛受到刺激，心與眼安寧了，身體也就隨之安定了。

（清）沈復《浮生六記》

賢者合於道

顏回說：「我進步了。」
孔子說：「怎麼進步的呢？」
顏回說：「我已忘掉仁義了。」
孔子說：「有進步，但還未達到極致。」
他日顏回又來見孔子，說：「我又有進步。」
孔子說：「怎麼進步的呢？」
顏回說；「我已忘掉禮樂。」
孔子說：「有進步，但還是沒有達到極致。」
又過數日，顏回來見孔子，說：「我進步了。」
孔子說：「怎麼進步的呢？」
顏回說：「我能『坐忘』了。」

孔子吃驚地問道：「什麼叫做『坐忘』？」

顏回說：「擺脫自己的肢體，廢棄自己的聰明，離棄形骸，杜絕智慧，和那無所不通的大道相合，這便叫『坐忘』。」

孔子說：「同，便沒有什麼偏好；化，便沒有固執之心。你果真是一個賢人啊！我願意跟著你學習。」

（戰國）莊周《莊子・大宗師》

傷神必傷身

人身之精血隨氣而運行，氣因神而動，神是精氣的主宰。《周禮》中說：「有病時，病人要齋戒；養生的人也要齋戒。」齋戒是消除煩憂的最好辦法……

所以，《祛病法》中說：「靜坐而視一切全無，想像各種欲望都已如願以償，這是最高明的做法。」又說：「常將不如自己的人用來做自我安慰。遇到任何事情都以死做對比，或許也能使心神安寧，過清靜無為的日子。」又說：「時常請高明的親友，講開心、超脫世俗煩惱的事情，也足以消除煩惱，舒暢情懷。」

如果憂愁思慮長期鬱結不解，則使心神鬱結於內。入而不出，就會成為淤滯隱患；暴怒而致氣血上湧，氣沖於上，上沖而不下降，就會導致昏仆。

又或瞻前顧後，心神不安，時刻為妻子兒女擔憂，或對眼前一切喜愛、難割難捨的事物，牽掛留戀不止，操勞不休，沒有不導致傷生殞命的。

試想，等到生命終結之時，哪一人能代替自己，哪一物又能拿得走。蘇東坡說：「由於得病而獲得悠閒並非壞事，只有心神安定才是最好的藥方。」這對病人真是一服良藥。

（明）潘楫《醫燈續焰・病家須知》

≫養其神，和其氣

貪食多欲之人，被勢利所控持，被名位所誘惑；希望以過人的智慧，躋身於高位，那麼精神元氣便一天天耗費並遠離形體，長久這樣過分耗費精神元氣而不加控制保養，導致形體封閉、內心抗拒，使精神元氣無地方進入。所以天下常有人盲目狂妄自失其精神。

……

元神與氣，靜居於體，並一天天充實，使人壯實；若躁動不安，便一天天消耗，使人衰老。所以聖人養護其精神，和暢其元氣，平定安撫其形體，便能與道相沉浮俯仰。

（西漢）劉安《淮南子・原道訓》

》神大用則竭，形大勞則斃

漢朝的太史公司馬談說：「精神是人生命的根本，形體是生命的載體。精神過度地消耗就會逐步衰竭，過度地勞累形體就會導致死亡。形神過早衰竭之人要想長壽，這是聞所未聞的。」

所以，人活著所憑藉的是精神，精神寄託的寓所是形體。精神與肉體分離就會死亡。人死不能復生，神與形的分離也不能重新聚合。所以，聖人們極重視對精神與形體的修練。

只統領大要意思，卻不能全面而深刻地領會養生之道的人，只想讓自己的各種行為都與社會上的一般習俗相反，而暗暗地實踐著養生之道。這種人給自己身體帶來的過失多於好處。想修練養生的人，不可不知道這些基本的道理。

（南朝梁）陶弘景《養性延命錄》

過去的事情沒有痕跡，未來的事情沒有終極。假若能領悟一切皆是空虛，即當心如同太虛，那就無所罣礙，也無須耿耿於懷，又怎會更生色相呢？

萬物都因虛妄色相結合而產生，萬事都因妄情和欲念相交結而形成。欲念的萌發和終了都出自於心。欲念一旦產生，一切煩惱也產生了；欲念一旦終止，一切煩惱也隨之終了。

人怎麼不自照己心，以平息這些念頭呢？欲念初起就察覺，就像河流將決堤，尚容易堵塞，即將造成洪水氾濫的情勢便得以杜絕了。阻止邪念，宜迅速而又急切。

溝渠產生又被衝破，而水的特性仍在；燈明亮後又熄滅，而火的特性仍在。忘記情識欲念，心裏就無色相存在，好像沸水融化了冰塊，已無法再把它們區分開了。接觸外物，心沒有不因境而動的，然而就像山谷的回聲，隨著回聲的發出也隨即而停止，再無餘音存在。

不吃肉膩葷腥的東西而飲酒，是祭祀神靈的齋食，而不是心靈的齋戒。若能一心一志，不用耳聽而以心聽，不用心聽而用氣聽，疏導自心，除掉嗜欲；用潔淨的瑞雪洗滌自身的精氣，去除穢垢和累贅；錘鍊自己的意志，斷絕心中的思慮。無思無慮，那麼心就能專一於道；無嗜無欲，那麼就會樂於修道；無汙穢無累贅，那麼就能與道相合了。心沒有別的想法，就叫做一志。

《太上九行》中說：「行動而不追求有所作為，動作安穩平緩而不動氣，以柔道自守，不與人爭，不先於行而動心，是上策的三行；行動卻不爭名，清虛淨寂，多做善事，是中策的三行。行為忠孝，知滿足，舉止謙讓，是下策的三行。」不能靜止的心是妄動的心，不動的心是真心。心受侵擾而不動才是自己的心。這就是使氣不動的意義所在。

《楞嚴圓覺注》中說：「心與氣息相互依存。氣息調養得好就能使心靜，進入佛家勝境。欲念萌起及時察悟，覺悟之後即是沒有，入三菩提，這就是開始。神與氣相合，則氣和神清，清和的神氣久而久之，人就能長生。」

晁公說：「剛從睡夢中醒來，還未萌生欲念，心中空虛潔靜，這種清虛的情境十分可愛。拂曉之初，一切將動未動，一片寂靜，這種寧靜更可愛。此時修道，表裏相一，真是快樂啊！五更之後，睡醒打坐，自覺神清氣爽，耳聽到的聲音也清，真是奇妙無比。」

又說：「將鏡面的塵垢擦去，鏡片就會逐漸明晰；月亮的陰影逐漸消退，月亮就會逐漸滿圓。砍伐竹木先砍主幹，這樣容易去掉枝葉，可謂迎刃而解。一天天減少妄念，應首先去掉胸中過分的妄念。克制憤怒、抑制欲念，是老人最重要的一件事。」

滅除心中的雜念，是決定生死的根本。不再跟塵緣糾纏，也就不會動心。在大自然中，身是不由自己支配的，而在情與境中，心也是這樣的。從妄念中醒悟過來認識真心，從虛妄的塵緣中回過頭來進入道中，人應遵循這樣的規律，直至終生。

（明）高濂《遵生八牋》

≫精氣清靜，乃與道合

張湛說：「凡失去權勢和地位的人，即使身體不被邪氣所擾，但是精神上的打擊，使身心受到極度的摧殘（並非外來的禍患所致，是由於內心深處卻如同冰決與炭火在煎熬，導致自身崩潰，臟腑受傷，以致吐血）。富人貧窮後，即使身體不受邪氣所擾，也會皮膚枯燥、青筋外露，肌肉萎縮無力而痙攣（貧窮與富貴對人身健康的害處如同權勢，皮膚上長出紅色小疙瘩，也會有損於肉體與骨骼）。運動可以抵禦寒冷，心靜可以抵禦炎熱。如果合理地進行運動和靜養，就能夠長壽。不斷地積蓄精氣，即與養生之道相符合。」

（南朝梁）陶弘景《養性延命錄》

禍之所由，在於智用

如今不是讓人們不行男女之事，斷絕飲食之念，只是應將兩者處理得合理罷了。心中還沒想而已產生欲望，這是人性的自然衝動；心有所想而後有所欲，這是動用了心計。

若是人性的自然衝動，遇到相應的事物，滿足了就不再有過多的要求；若是動用了心計，則是順從其欲望而去追求，即使疲憊不堪也仍不停止。所以，世間最可怕的，或者說造成災禍的原因，常常是動用心計，而不在於人性的自然衝動……

君子明白心智變化無常便會傷害生命，欲望沒有止境會傷害德性，所以用恬淡無為來克制工於心計，用虛靜和平來糾正人性的本能衝動，使心智常保持恬淡無為，性情滿足於和平虛靜，這樣精神就因平靜而純正，體質也因和順而增強，去除各種累贅和禍害，與理想的「道」一起得到了新生。

（晉）嵇康《答難養生論》

≫神全則形無傷

子列子問關尹說：「至人游泳卻不窒息，入火卻不覺熱，行走於萬物之上而不覺得驚懼。請問他們為什麼能達到這種境界呢？」

關尹說：「這是保守純和之氣的緣故……他們處事決不過度，通曉無盡的事理，能與萬物相始相終，使天性純一，養護純和之氣，德與天合，以與道相通接。如果是這種情況，他們的天性得以保全，心神無半點空隙，萬物豈能有機會入據心胸？喝醉酒的人墜車，雖然受傷而他卻不會死。骨節與常人相同而受害程度與人相異，這是因為他的心神完全，不知道已上車，墜車時也不知曉，生死與驚懼都不存於心中，所以能順物而不損於形體。醉酒的人能因酒而保全，更何況因天性保全的情況呢？」

（戰國）莊周《莊子・達生》

≫心常恬漠，累積其德

節制欲望的根本途徑，在於回歸天性；回歸天性的根本途徑，在於去掉浮華；去掉浮華，便能使心府空虛；心府空虛，便能使元神安定。安定，是道的精；空虛，是道的屋……所以，心中應常無物欲而又虛空，多積其德性。

（西漢）劉安《淮南子・詮言訓》

≫和心在於行適

耳想聽聲音，如果心情不愉快，即使聲樂在耳邊也不聽；眼睛想要看色彩，如果心情不愉快，即使各種色彩在眼前也未見；鼻子想聞芳香，如果心情不愉快，芳香在鼻前也未嗅；口想要嘗美味，如果心情不愉快，即使美味在嘴邊也不想吃。

有種種欲望的是耳目鼻口，而決定愉快或不愉快的是心情。心情須平和，然後才能愉快。心情須愉快，然後耳眼鼻口才有各種欲望。所以，愉快的關鍵在於使心情平和，使心情平和的關鍵在於行為合宜適中。

（秦）呂不韋《呂氏春秋・適音》

≫不潔則神不處

人應該努力做到的是思想專一。如果戒除欲念，思想就純一；思想純一，就能保持平靜；保持平靜，精神就專一；精神專一，就能獨立於物外；獨立於物外，就能明察一切；能明察一切，就如同獲得神明一樣。神明是最為尊貴的，所以正如舍館不經灑掃貴人就不去住一樣。所以說：「不潔淨精神，神就不會入居心中。」

勿使心神散亂

（春秋）管仲《管子・心術上》

悲哀與歡樂，是德的邪徑；大喜與大怒，是道的過失；喜好與厭惡，是心的躁動。所以說，人之生便如天氣運行，人之死便似萬物變化，靜居時與陰氣俱靜閉，動作時與陽氣一同開放。

（西漢）劉安《淮南子・精神訓》

精神淡泊，不因外物而雜亂，自使天下服於德。所以，心是形體的主宰，而神是心之寶。形體過勞而不休息，會使形體受損；長期耗費精神，會造成精神枯竭，所以聖人看重並保持心神，不敢使其散失。

第五：氣血

》達鬱

人有三百六十個關節，有九竅、五藏、六腑。肌膚應該保持細密，血脈應該保持通暢，筋骨應該讓它強壯，心志應該保持平和，精氣應該讓它運行。這樣，疾痛就無法滯留。惡疾也就無從產生了。疾病滯留、惡疾產生的原因是精氣的閉結。

（秦）呂不韋《呂氏春秋・達鬱》

》調氣

各種疾病都是因氣而生。正是因為氣的功用無所不至，一旦出現失調，就會導致百病叢生。人身之外有六氣侵襲，內有九氣之亂，而病之虛實、寒熱以及種種說不出的症狀，如要推求它們的根本，那麼一個「氣」字就足以概括了。

凡是氣不調和的部位，就是病根所在。只有高明的人才能察病根，並集中力量進行調治。調治得當，治病就像解開繩結、化除雪汙一般，舉手之間就使人好轉，確實不難。

但是，很多人卻不能做到，因為他們不懂得氣的運行規律及致病機理，也不知調和的方法。自河間相傳以來，都說木香、檳榔可以調氣，這見識簡直太淺薄了。

所謂調氣，就是調和那些失調之處。凡是氣有不正，都需要調和。比如邪氣在表，使之散發就是調；邪氣在裏，使之順行就是調；實邪壅滯，使之下瀉就是調；虛弱疲困，服用補劑就是調。務使平衡之氣更加完固，使失衡之氣恢復平衡，使氣必清必靜，各安其位，則無病不除，這就是調氣之大法。

此外，按摩、導引、針灸、熨洗，可以調經絡之氣；喜能克制憂，悲能克制怒，怒能克制思，思能克制恐，恐能克制喜，可以調情志之氣；五穀、五菜、五畜，可以調化育之氣；春夏養陽、秋冬養陰、避免風寒、節制飲食、重視起居、調節喜怒，可以調養生之氣。

更妙的就是互根互用人身精氣，顛倒施治人身陰陽，似應閉塞其氣而用疏導之法，似應疏導其氣而用閉塞之法；或眾人診治某處有癥結而我獨判無；或病實在此而治彼。只有那些智慧超群者才能看見還沒有發生的病，只有仁愛慈善者才能愛惜病人固有的精氣。像這些，哪一樣不是調氣的方法呢？能夠懂得這個道理，則就不只用於治病，內而身心外而民政，皆可用這種方法，沒有不能調和的。

（明）張介賓《景岳全書．論調氣》

元氣與穀氣

水穀之氣勝過元氣，其人肥胖而不能高壽；元氣勝過水穀之氣，其人瘦削而壽命長。養生之法，應常使水穀之氣較少，這樣就不會生病。

（三國（吳））楊泉《物理論》

精氣神

精，是五行中木之液，它屬肝，藏於肺中。金是水之母，其液屬肺。人體內金木之氣交合，變化凝結之後，由腎接納，這就叫做元精，也就是真水，又叫做嬰兒。《梧真篇》上說：「金公本是東家子，送在西鄰寄體生，認得喚來歸舍養，配將姹女作親情」就是這個原理。

氣，是火之靈，其臟屬心，聚集在膻中。膻中是氣之海，位置在肺，肺調百脈，游走於三焦之中，最後回歸於命門，叫做元氣，也就是真火，又叫做奼女。《悟真篇》中有：「奼女遊行自有方，前行雖短後行長，歸來卻入黃婆舍，嫁個金公作老郎。」說的就是這些。黃婆也就是真土，坎中有戊，離中有己，所以說：「只緣彼此懷真土，遂使金丹有返還。」

神，是精氣的混合。因此，人在出生之前，精氣從神而生；出生之後，神是依靠精氣而存在的。《心印經》說：「人各自有自己的精，精與神應和，神與氣應和，氣與體真應和。」說的就是這個道理。

（明）萬全《養生四要》

道家說：「天下的人，只要注重養生，都可以永遠不死。」這話太誇張了。人自從斷奶以後，從幼兒成長為少年至壯年，一天比一天強盛；四十歲以後，飲食奉養和以前一樣，為何一天比一天衰弱呢？

有人說：「是嗜好色欲殺了他。」那麼，斷絕嗜欲就可以不死嗎？

又有人說：「是勞累害了他。」那麼，不勞動就可以不死嗎？

又有人說：「是思慮擾亂了他的心神。」那麼，不思慮就可以不死嗎？

如果真能斷絕嗜欲、不去勞動、少思慮，那麼免除疾病與夭折是有可能的，但還是和眾人一樣，會隨著年老而出現眼睛失神、身體衰竭而逐漸死去。

沉且，四十歲以前，也有嗜欲，在不停地勞作，心存思慮，但還是一天一天地生長；四十歲以後，即使沒有嗜欲、勞苦、思慮，也會一天一天地衰弱，這又是什麼緣故呢？

人在成長階段時，看到夏蟲而嗤笑牠，認為牠們的生死歷程何其短暫，而不知自己實際上也是這樣。當一個人在生成之時，就已被決定了。所謂被決定的因素，是指元氣。

元氣看不見，摸不著，附於氣血之內，而它在氣血之前主宰著整個生命。元氣在生成之時已被決定，就像把柴放進火中燃燒，開始燃得很微弱，隨著時間推移而漸漸旺盛，柴耗盡火也就熄滅。燃燒時間的長短，取決於柴的品質。

所以，終身不生病的人，是元氣自然耗盡而死，這是所謂的終其天年。生病之人，如果沒有傷及元氣，即使病得很重，也不會死；如果傷了元氣，即使病得很輕也會死去。

這其中又有詳細的區分，有的是元氣先受傷而後生病，這種病人沒法救治；有的是因為生病而傷及元氣，這可以提前預防；也有因誤治而傷及元氣的，有元氣雖受損而傷得不嚴重還可以保全的，這些情況須分別對待。所以，診治病人，判定病人的生死，不是看病的輕重，而是看元氣的有無，這樣判斷百無一失。

那麼，人的元氣究竟在何處？五臟中各有其本臟的真精，這是元氣的分體。至於元氣的根本所在，就是道家說的「丹田」，《難經》上說的「命門」，《內經》上說的「七節之旁，中有小心」之處。陰陽的開合在於此處，呼吸的出入在於此處。它無火而能使周身溫暖，無水而能使五臟滋潤。這裏有一線元氣，則有一線生氣，人之生命全賴於此。

如果生了疾病又怎樣保全呢？元氣雖有其根本所在，而又與臟腑相連，如果用藥時寒、熱、攻、補之法用錯，那會使實處更實虛處更虛，必有一臟大受其害。病邪入於臟腑，則臟腑之本精不能延續，那麼元氣就無所附會之處，而使元氣受傷。所以，全身每處都須謹慎保護，藥物不可輕易試用。

預防元氣受損，只有高明之人能夠在生病以前就著手考慮，不使病邪之勢強橫到無可救藥的地步。始終保持元氣的完固，那麼自然能夠把病邪擋在體外。

如果病邪很厲害，已侵入人體，那就要趁它還未傷及元氣之時就與之作生死搏鬥，千萬不要猶疑延誤而事後生悔，這就是神明之術。

如果說要與天地造化爭權較勢，而使天下人永遠不死，那是沒有道理的。

（清）徐大椿《醫學源流論》

》調養三寶

疾病多由大意所引起，不能從微細的方面進行謹慎的調養。殊不知，人的精神有限。行住坐臥，如果不注意加以調攝，等到患有疾病，便遭受許多痛苦，甚則損傷人的壽命，真是令人悲嘆啊！

人依賴於三寶而得以生存。所謂三寶，指的是精、氣、神。精生氣，氣生神，神自然靈敏。所以，精絕則氣絕，氣絕則神絕，從而使生命夭折。善於養生的人，不縱欲，以此來養精；少言談，以此來養氣；減少思慮，以此來養神。這是調養三寶的重要方法。

（清）石成金《長生秘訣・起居部》

≫水火既濟

天地造化的玄奧之處，在水火而已。水火宜平不宜偏，宜交不宜分。火性趨上，故宜使之下降；水性就下，故宜使之上升。這樣水向上火向下，就名為交。交就是既濟，不交就是未濟。交則意味著生，不交則意味著死。所以，乾旱時植物不會生長，這是火偏盛的惡果。大澇時植物也不能生長，這是水偏盛的惡果。用陽光溫暖植物，用雨露滋養植物，水火互濟，植物才能繁盛，自然界的道理就是這樣。

人身的水火，就是陰陽，也即是氣血。沒有陽，就無從生陰；沒有陰，陽就不能轉化。但是，事物不是藏伏於陰，而是生化於陽。譬如春夏生而秋冬藏一樣。又如，面向陽光的草木較為繁榮，生長在陰面的草木容易枯萎。所以，氣與血都很重要，而補氣在補血之前。陰與陽都同樣需要，而養陽在滋陰之上。

這不是認為火寶貴而抑制水，是因為不這樣做就得不到整個身體陰陽的平衡。一些平庸的醫生不懂這個道理，而汲汲於滋陰，戰戰於溫補，他們難道不懂秋冬之氣不能生長萬物嗎？為什麼不效法天地之陰陽規律，而使病體通暢呢？

（明）李中梓《醫宗必讀》

≫蓄養精氣

精氣存在並自然生長，則其形體安康。內藏精氣為生命之源泉，其充沛、和平可作為氣之淵。淵源不枯竭，四肢就堅固；泉水不枯竭，各器官就能行使其功能。

這樣，人就能長壽於天地之間，德行廣被於四海之內。內心沒有困惑，外部不遭邪祟。「心」完好地處於中樞地區，身體就能安全於外，則不會遭天災，不會遇人害，這就成為所謂的「聖人」。

（春秋）管仲《管子・內業》

調息固精法

人體的精氣，每日於子時生發。此時盤膝端坐，兩手握拳，咬緊牙齒，先將陰莖用意念回縮，如忍小便，隨即用鼻粗聲吸氣，吸至腹部覺氣滿始止，再用口慢慢地呼氣，如此一吸一呼，每次要用意念想像氣從臍部出入，每次練七次。有時陰莖勃起，也用這種方法，陰莖自然痿弱。吸氣應粗而長，呼氣應細而緩。

（清）佚名《養生祕旨・固精法》

治身者，以積精為寶

清輕的氣叫「精」，清明的人稱為「賢」。養生的人把積聚精氣當法寶，治國的人把培養賢明品德作為根本途徑。心是身體的根本，君是國家的主宰。心守養精氣，血與氣才能相和；賢明的品德聚集在君主身上，君臣上下就能相互影響。血氣相和，身體就不會有病苦；君臣步調一致，各層官吏就安心於其位。身體沒有病苦，身體才會得到安康；各層官吏安心於其位，國家政權就可以得到鞏固。

要想集聚精氣，心胸必須保持虛靜；要想積德，態度必須卑躬謙遜。形體安靜、心境清虛的人，是精氣湧往的對象；謙遜卑躬的人，是仁賢的人所侍奉的主子。

所以，養生之人，務必本著虛靜來守養精氣；治理國家的人，務必卑躬謙遜來修養品德。能守養精氣的，更聰明且長壽；能修養品德的，則因恩澤而融洽，國家太平無事。

（西漢）董仲舒《春秋繁露・通國身》

氣亂作火

氣平和時，能外護其表，復行於內，周流一身，如連環之首尾相貫無始無終，出入升降，互相銜接而形成規律運動。其源出於中焦，總攝於肺，氣何曾對人有害呢？

當七情交替來攻，五志時常發難，使氣乖戾失常，清氣驟然變為濁氣，順暢的氣受到阻礙而秩序擾亂，體表則因失去衛護而不柔和，體內則因失去健悍而少下降，營運漸遠，肺難統攝體內之氣，氣則妄動不已。於是，五志厥陽之火上升，燔灼於肺，氣乃病。為什麼呢？氣本屬陽，反勝則為火。劉河間說：「五志過極，則為火也。」

（明）戴思恭《金匱鉤玄・氣屬陽動作火論》

養氣瀉火法

每晚從七時至十一時，在床上仰臥，枕頭高四指，四肢伸直，用鼻吸氣，意想進入右腎，呼氣時用「嘻」字訣，使火從口中嘻出，默數百次。然後，用右肋著席側臥，蜷屈兩腿，一手按臍，一手握住陰莖。

古人說：「三焦之火必須是臥位，用『嘻』字訣，才能祛。」又說：「像貓一樣的睡姿，則精氣不逃；像狗一樣的睡姿，則精氣不會泄溢。」這是養元氣的大法。

（清）佚名《養生秘旨・瀉命門大法》

》氣濁則人疾

魯公說：「人生活在氣中，就像魚生活在水中一樣，如果水汙濁，那麼魚就長得較為瘦弱，而氣濁人就會患病。濁並非僅指天氣昏暗不清，凡是心中思慮纏繞、計較得失等，都稱之為濁。」

（宋）日本人丹波康賴《醫心方》

天地以氣生人

天地以氣而生人，人每時每刻都未曾離開氣。魚在水中，兩鰓翕動，沒有停止的時候；人在天地間，兩鼻翕動，沒有停止的時候，用以統轄造化的氣，人才能賴以生存。所以說：「按時而食，身體得以調理；相機而動，萬物得以平衡和諧。」說的就是這個道理。人生奔波勞頓，氣因此而耗。耗則出多入少，外氣不入，內氣越虛，所以人就將死。

只有按照自然規律行事，抱神以靜，氣氣歸臍，才能獲得高壽。因此可知，人生在天地之間，即使可以見形體，但是要想能夠長壽則須依靠氣。

（明）陳繼儒《養生膚語》

元氣充實者壽

人所承受的元氣，有的充實且堅強，有的虛劣且軟弱。元氣充實、體格強壯者，其壽命便長；元氣虛劣而體格軟弱者，很難自保其身……

所承受的元氣薄少，即使形體雖完整，但由於元氣虛少且弱，也不能充盈於其形體。嬰兒生下來時的號啼聲音，如果洪亮高揚，則這種嬰孩以後便能長壽；如果嘶啞沉抑，則這種嬰孩以後必定夭折。為什麼會這樣呢？因為壽命長短的關鍵在於本身元氣的多少。

婦女少分娩，她產下的嬰孩便容易活；婦女多生產，她產下的嬰孩便容易夭折。為什麼會出現這種情況？因為婦女生嬰孩少，嬰孩所承受的元氣充實，體格便強壯；婦女生嬰孩多，嬰孩所承受的元氣稀薄，嬰孩體格便軟弱……所承受的元氣薄弱而不能養護嬰孩的形體。即使勉強具備人的形體，也容易受外界的影響而經常患病，一旦重病時便無法救治……聖人秉承和氣，所以能盡享天年。元氣和暢便能使形體安寧不躁，所以太平時代多長壽之人。

（東漢）王充《論衡・氣壽篇》

培育浩然之氣

公孫丑問：「請問什麼叫做浩然之氣？」

孟子說：「這個很難說清楚。它作為一種氣，是最偉大的，最剛勁的。如果去培養它而不傷害它的話，它就會充塞於天地之間，無處不在。

它作為一種氣，需要跟正義和道理緊密結合。如果不這樣，就會顯得軟弱無力。它是平日事事合乎義理，日積月累，然後自然產生出來的。不是只靠一時裝出行為合乎義理的樣子而從外面捕捉來的。只要心裏感到自己的行為有欠缺時，則會顯得軟弱無力。

所以說告子他並不曾真正懂得什麼是義，就是因為他把義看成是可以從身外獲取的東西。平日行事必須合乎道義，而不要故意做作，裝出合乎道義的樣子，時刻不要忘記養氣的事，但也不要不按它成長的規律去幫助它成長。

千萬不要像那個宋國人一樣，他擔心禾苗長不快而把苗拔高，然後疲憊不堪地回到家裏，對家裏人說：『今天可把我累壞了！我幫助禾苗長高了呢！』他的兒子趕快跑去一看，禾苗都已枯槁了。天下不幫助禾苗長高的人實在很少。

認為培養工作沒有益處而拋棄它的，是不耘苗去草的懶漢；不按照規律生硬地去幫助它成長的人，那就是把禾苗拔高的人——不但沒有益處，反而害了它。」

（戰國）孟軻《孟子・公孫丑上》

血難成而易虧

經書上說：「營，是水穀所化的精氣，它調和於五臟，散布於六腑，而能進入脈中。」血源源而來，它生化於脾，總攝於心，藏於肝，宣暢於肺，施泄於腎。

血灌溉周身，眼得血而能視物，耳得血而能聽聲，手得血而能拿物，掌得血而能握物，足得血而能行走，五臟得血而能化生本臟之液，六腑得血而能化生本腑之氣。氣的出入升降、濡潤宣通，都須經過血方能完成。血行於脈中，血少則脈澀，血充則脈實。

常以飲食滋養，故能陽生陰長，取汁變化而赤者成為血。血之生化旺，則諸經依賴血而得以長養；血衰竭，則百脈由此而空虛。能不謹慎養血嗎？所以說血就是神與氣，有血則生，失血則死。故血盛則形體強壯，血弱則形體衰朽。

神靜而陰生，身勞而陽亢。陽盛則陰必衰，哪還說得上陽旺而生陰血呢？血屬陰從於陽，血從於氣而隨氣運行於內。若無陰血約束陽氣，氣又何從樹立？所以，其致病容易，而調治困難。於此可見，以陰血比之於陽氣，陰血常虧而又易損，陽氣易亢，陰血易乏。

（明）徐彥純《玉機微義·血證門》

聚集精氣之法

人體內的元精就像樹木中所含的油質，神須得其滋養，就如魚得水那樣；氣也須靠此化生，如同霧覆蓋深淵。這就是腎精……養生之人，一定要充實其精氣。充實精氣最好莫過於終生獨睡。若為繁衍後代，應兩月行一次房，這樣才合乎養生之道。

聚精氣之法：一是寡欲，二是節勞，三是息怒，四是戒酒，五是慎味。如今談論養生的人，多說採女子的陰氣以固男子的元陽，長時間的交媾而不泄其精，這是極其錯誤的。

腎為藏精之所，男女行房事必擾動腎臟，腎臟動則精氣隨之流出。精氣雖未射出，但已離開腎藏。即使能強忍不讓其泄出的，但隨著陰莖的痿弱也會流出幾滴精液。這就像燃燒的火焰，怎麼能讓燒過的材料復原到原來的樣子呢？所以，寡欲則能使血化生精氣。

不單是房事傷人之精氣，一切損傷氣血之事都宜當戒禁。如看得太久而使眼睛疲勞，即可耗傷血液；耳朵聽得過久，能傷血；思慮過度，能耗傷血液。若能對一切事情都有所節制，則血液得到滋養，逐漸充盛。所以說，聚精貴在避免過勞。

腎臟主藏精氣，肝臟主疏泄，但肝腎兩臟均寄相火，又均由心所統攝。心火是君火。怒則傷肝，使相火妄動，相火妄動則使肝之疏泄太過，從而導致腎的封藏功能失職。此時即便是未過性生活，也會導致精氣暗耗散失。所以，聚精應當息怒……

血氣虛弱之人，數月不進行房事，則其精氣必然充盛。然而，過量飲酒而大醉一場，則會使其精氣減弱。所以，聚精應當戒酒。《內經》上說：「精氣不足的，用厚味之品來補充。」但厚味之酒，不能生精。唯有清淡之氣，方能補精。

萬物都各有其味，如果調和過度，則其本身的氣味就會削弱。不論腥素的食物，只要烹飪得法，就能產生一種柔和清淡之氣，以益人之腸胃。洪範論味，說土中所生的食物都是甘味。世間的物質，只有五穀得真正的味。若能吃清淡的穀物，即能養精……

煉精有訣竅，關鍵是要從腎臟入手。內腎稱元關。陰莖稱牝戶。如果未曾泄過精，即所謂乾體未破，則陰莖每到半夜子時陽氣生時勃起。人體之氣與天地之氣相合。泄精之後，真體受損，則人體陽氣生發的時候也將推遲，有丑時陽氣生發的，次者寅時生發，再次者卯時生發，甚至有一日不生發的，與天地之氣不相應。

此時修練聚精之法，必須半夜子時穿衣起床盤坐，兩手摩擦到發熱時，一手將陰莖握住，另一隻手按住肚臍，意守內腎，如此鍛鍊日久，精氣自然旺盛。

（明）袁黃《攝生三要・聚精》

古學今用 136

一本書讀懂中醫養生

海鴿文化出版圖書有限公司
Seadove Publishing Company Ltd.

作者　劉榮奇
美術構成　騾賴耙工作室
封面設計　斐類設計工作室
發行人　羅清維
企畫執行　林義傑、張緯倫
責任行政　陳淑貞

出版　海鴿文化出版圖書有限公司
出版登記　行政院新聞局局版北市業字第780號
發行部　台北市信義區林口街54-4號1樓
電話　02-27273008
傳真　02-27270603
e - mail　seadove.book@msa.hinet.net

總經銷　創智文化有限公司
住址　新北市土城區忠承路89號6樓
電話　02-22683489
傳真　02-22696560
網址　www.booknews.com.tw

香港總經銷　和平圖書有限公司
住址　香港柴灣嘉業街12號百樂門大廈17樓
電話　(852) 2804-6687
傳真　(852) 2804-6409

出版日期　2020年04月01日　一版一刷
定價　280元
郵政劃撥　18989626戶名：海鴿文化出版圖書有限公司

國家圖書館出版品預行編目資料

一本書讀懂中醫養生／劉榮奇作.，--一版，
--臺北市 ： 海鴿文化，2020.04
面 ；　公分. －－（古學今用；136）
ISBN 978-986-392-304-6（平裝）

1. 中醫　2. 養生

413.21　　109001748